10万人がやせた

今日からできる 神やせ習慣

ダイエット外来ドクター
工藤孝文

主婦と生活社

ダイエットが
うまくいかないのは、
意志が弱いからじゃない。
効果のない「やせ方」を
信じているからです

「断食で●kgやせたって聞きました」

「脂肪を燃やすにはやっぱりプロテインがいいと思うんです」

世の中にダイエット情報が激増し、僕のダイエット外来を訪れる患者さんも、いろいろな知識を持っている人が多くなりました。

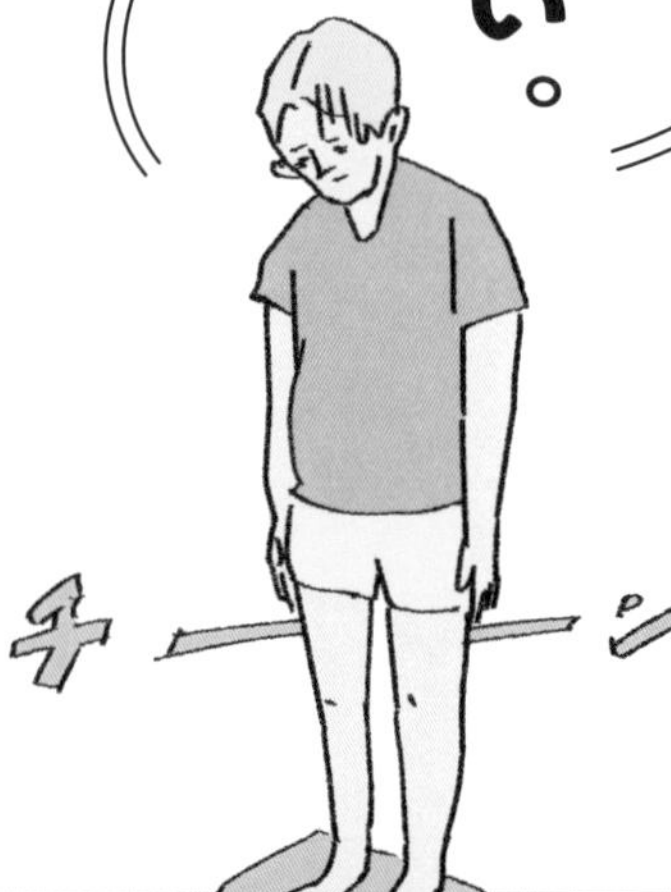

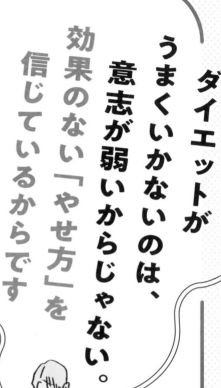

「朝食は食べたほうがいい？」「お酒はやめたほうがいい？」など、質問もたくさん来ますが、基本的に患者さんがしたいと思っていることは否定しません。

医者から一方的に禁止してもストレスがたまってうまくいきませんし、人は自分がしたいことしか選びません。

「いいですよ。それで1か月やってみましょう」

「試してみて、感想を教えてください」と伝え、患者さんに続けてもらいます。

しかし、1週間たち、1か月たつと、患者さんの考えがだんだん変化してきます。

「先生に話したアレ、試したんですけどやせませんね」

「なんだか合わないんですよ。もうやめようかなと思って」

僕は何も指導していないのに、患者さんは自分で間違いに気づく。

そう、**ダイエット成功の最大の秘訣は「気づき」**なんです。

ダイエットは食事が大切。でもその前に行動を見直そう

日本肥満学会では ❶食事療法 ❷運動療法 ❸行動療法 の順にダイエットを行うように指導しています。しかし、僕がいちばん効果があると考えているのは、❸の行動療法です。なぜかというと、❸を理解する前に❶❷にトライしても、知識だけでは続かないからです。

いちばんいいのは❸➡❶➡❷の順だとわかったのは、僕自身の経験もあります。勤務医時代、ストレスで食に向かい、一時92kgまで増えてしまったことがあったのですが、どういうときに食べてしまうのか「行動」をふり返ってみました。それで食事療法に取り組んだところ、67kgにまで落とすことができた。つい最近も忙しすぎて10kgくらい太ってしまった時期があったんですが、原因がわかっていますから

２週間で難なくやせられました。

たまにちょっと増量しても、そのままズルズルいかない。簡単にもとに戻せるのは、太ってしまったときにとっていた行動を、自覚できるようになったからです。

自分の食行動を見つめ直し、自己分析する習慣がつくと、食生活はどんどんミニマムになります。小食でちゃんと満足できる体になる。

だから、10kgくらいあっという間に落ちます。

太りやすい習慣がわかれば もうリバウンドしない！

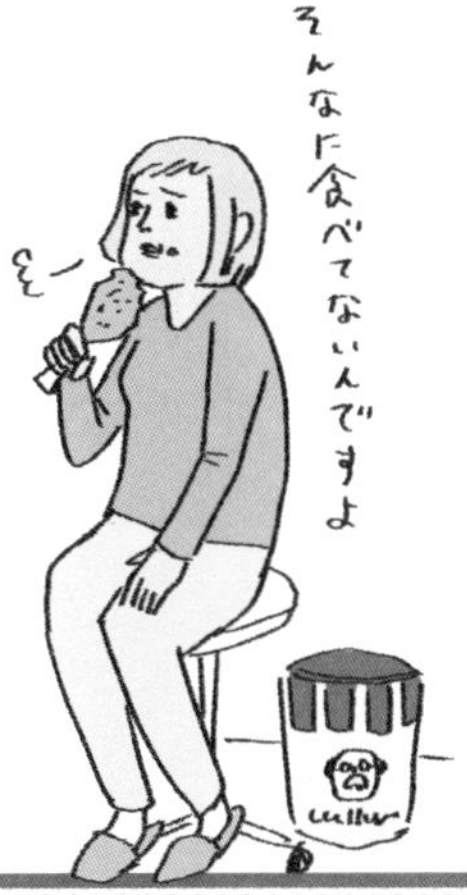

この本は、ダイエット外来の医師として、のべ10万人以上の患者さんを成功に導

いたメソッドを通じ、ダイエットの「自己分析力」を高めてもらうことが目的です。

1章、2章では、皆さんが陥りやすい食行動、食思考の落とし穴をまとめました。3章では、ダイエットがさらに効率よくすすむ食事などのヒントを紹介しています。

僕が提案するダイエットにNG食品はありません。何を食べてもOKです。ムダなガマンも、やりたくない運動もありません。

ただし、**量だけ気をつける**。

覚えておいてほしい言葉は **飢餓感**。小食マインドです。

食べないと栄養が足りなくなるのでは、と心配する人がいますが、杞憂です。そんなに小食にするとしわができるのでは？　肌がカサカサになりそう、と思う人がいますが、しわができたら太ればいいことです（太るのは一瞬です）。

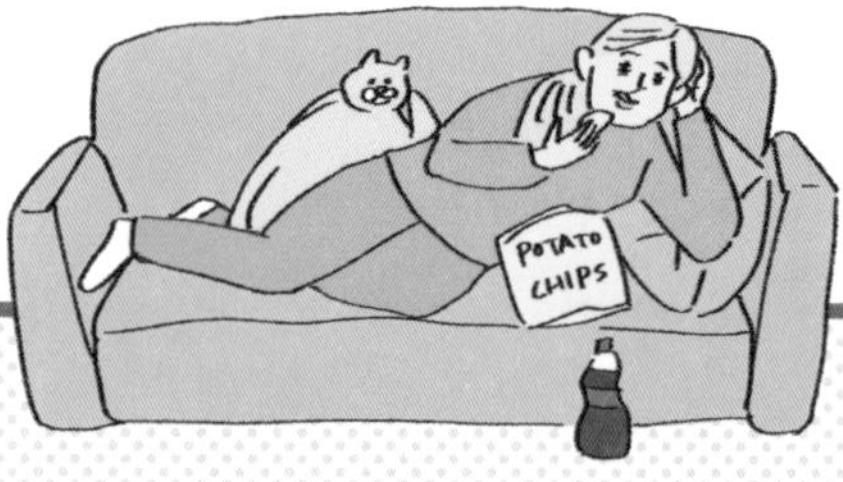

やってみると、**空腹は最高の薬**だということがわかります。

飢餓ギリギリまでお腹をすかせ、シンプルな食事を適量で満足する。行動療法で食べグセに気づき、やせ行動に移せない心グセに気づいたら、もう体重に一喜一憂する日は来なくなります。

何度も挫折してつらい思いをした人も、今日からやせたいというダイエット初心者も、この神やせメソッドで今日から生まれ変わりましょう。

太りやすい習慣に気づくだけで、二度とリバウンドしない体が手に入ります。

工藤孝文

神やせ習慣

ダイエットがうまくいかないのは、意志が弱いからじゃない。効果のない「やせ方」を信じているからです…2

やせないのにはワケがある！しっかり自分と向き合ってみて…12

意外に気づかないデブ行動と思考のクセ。あなたはどのタイプ？…14

あなたのデブ習慣と傾向はずばりこれ！…16

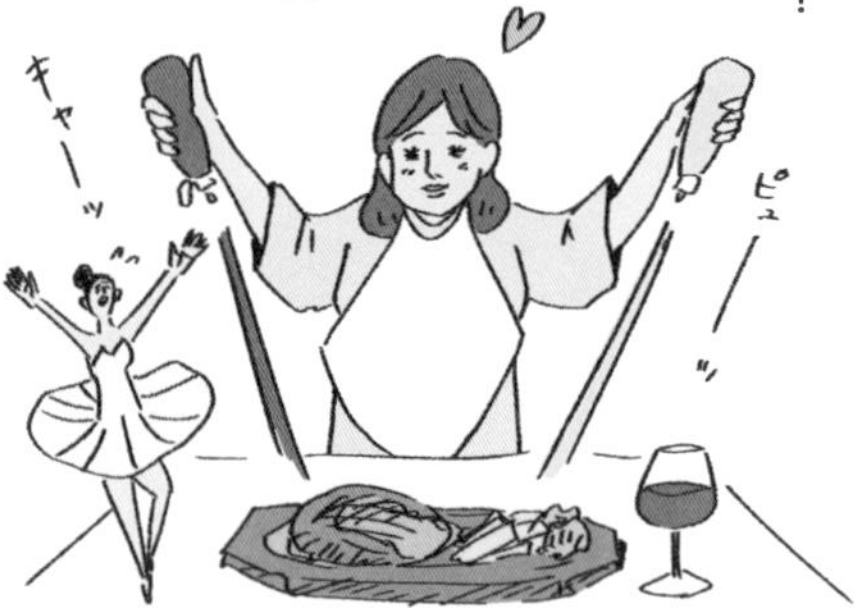

COLUMN

やせないのは運動不足のせいもありますよね？…54

睡眠とダイエットは関係があるってホントですか？…90

薬でやせたい。なんて言ったらムシがよすぎますか？（笑）…124

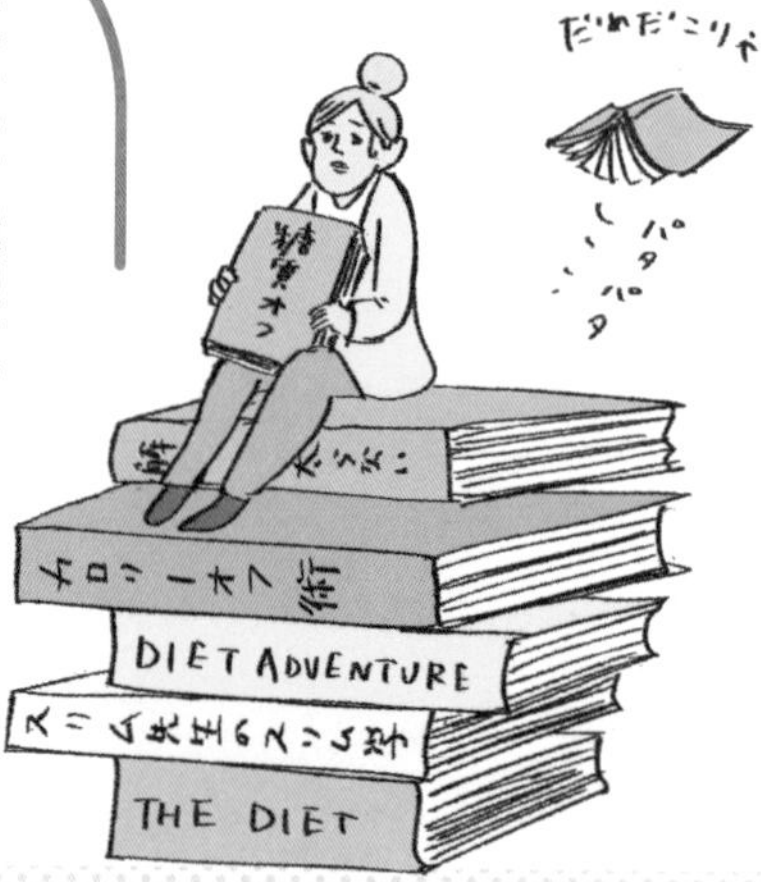

PART 1

行動あるある編

間違った食生活がデブを招く

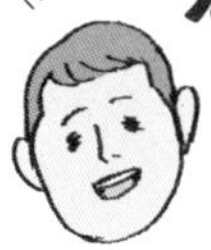

CASE 01 それこそ無意識系デブの原因。食事は本当にお腹がすくまで食べない。飢餓感を覚えるまで待とう!! …… 18

CASE 02 カロリー信仰にとらわれるな。食べたいものを食べないとストレスがたまってリバウンドの原因になる！ …… 24

CASE 03 そのひと口がデブのもと！ 人間ゴミ箱にならないように量を考えよう!! …… 28

CASE 04 回数が少ないと、ドカ食いしがち。とくに夜遅い時間に炭水化物を食べると即脂肪になる！ …… 32

CASE 05 家飲みもじつは際限なくなるから危険！ ひとまず、冷蔵庫にたっぷり冷やしておくのはやめよう …… 38

CASE 06 典型的ヘルシー過信タイプ！ 甘い果物はお菓子と同じ。健康にいいという思い込みは禁物 …… 42

CASE 07 まとめ買いは勢いで必要以上に買いがち。大型カートは禁止！ 「都度買い」習慣に変えよう …… 46

CASE 08 かまずに簡単に食べられるもの、やわらかいものは太る!! 早食いは改めよ …… 50

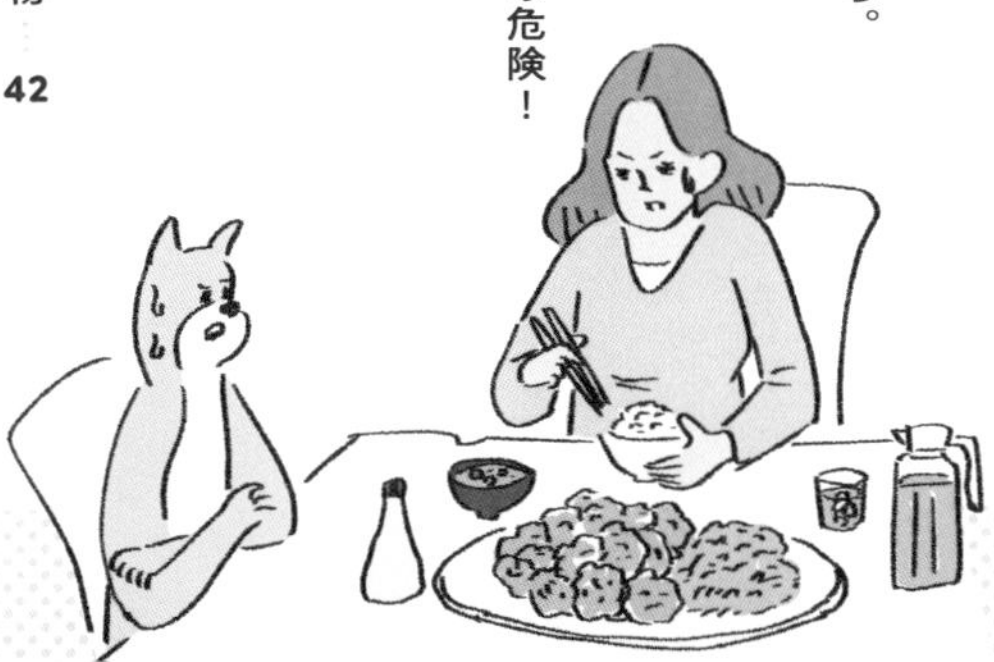

PART 2 太る心編 その思い込みがデブのもと

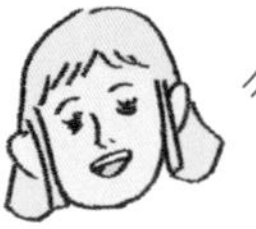

CASE 01 明らかな食べ物依存症です。ストレスとのつき合い方を見直すのがダイエット成功の近道！……56

CASE 02 「デブ味覚」のままダイエットしても挫折するだけ。「やせ味覚」にシフトしよう……62

CASE 03 やせの大食いはいるが、デブの小食はいない!! 体重と行動をグラフ化して原因を分析しよう……66

CASE 04 食べ物の存在を感じると人は気にせずにいられない。食べ物からは逃げるが勝ち！……70

CASE 05 目標がデカすぎます。「1日50gやせる」くらいの最小目標のほうがうまくいく！……74

CASE 06 料理に集中する。箸を置く。器を変える。脳と目の錯覚をフルに利用しよう！……78

CASE 07 ダイエットは「3歩進んで2歩下がる」。いちいち落ち込まず、食べすぎリセット術を活用しよう……82

CASE 08 おやつはやめなくてよし！ そのかわり食べ方を変えよう。量を工夫すれば無理なく減らせる！……86

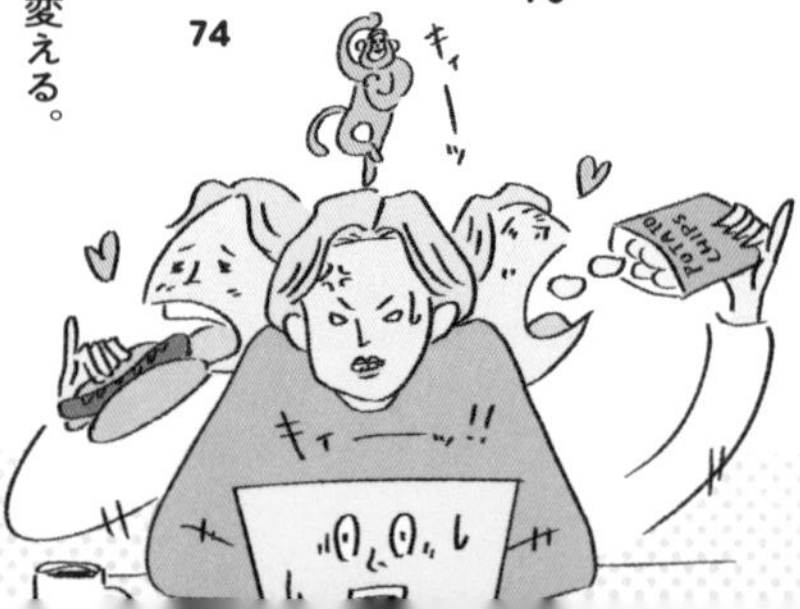

PART 3

やせ食生活編

食べ方改善でデブにさよなら！

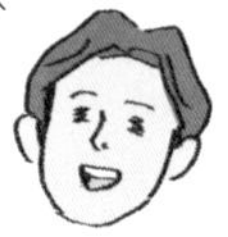

CASE 01
デブ味覚のリセットには「だし汁」！
かつお節や昆布のうまみで「やせ味覚」になれる！…… 92

CASE 02
コーヒーのクロロゲン酸にやせ効果あり。
緑茶のカテキンを加えた
「緑茶コーヒー」がおすすめ！…… 96

CASE 03
ヨーグルトの乳酸菌＋おからの食物繊維の
組み合わせが最強！ 天然の〝やせ菌〟を増やそう…… 100

CASE 04
じつはミート・ファーストのほうが
早く満腹感を得られて糖質中毒も抑えられる！…… 104

CASE 05
野菜、豆、もち麦、こんにゃくなど
依存性が少ないものや
食物繊維豊富な食材をたくさん取り入れよう…… 108

CASE 06
味覚リセットに役立つ昆布茶や空腹ホルモンに働く
レモン水、脂質代謝促進の豆乳に注目しよう…… 112

CASE 07
キーワードは「1975年の家庭食」。
シンプルな味つけの和食を
食べていれば間違いなし！…… 116

CASE 08
アメリカ発、高血圧予防の
「DASH食」には
やせるメソッドがたくさんある…… 120

今度こそ〝やせたい〟皆さんへ…… 126

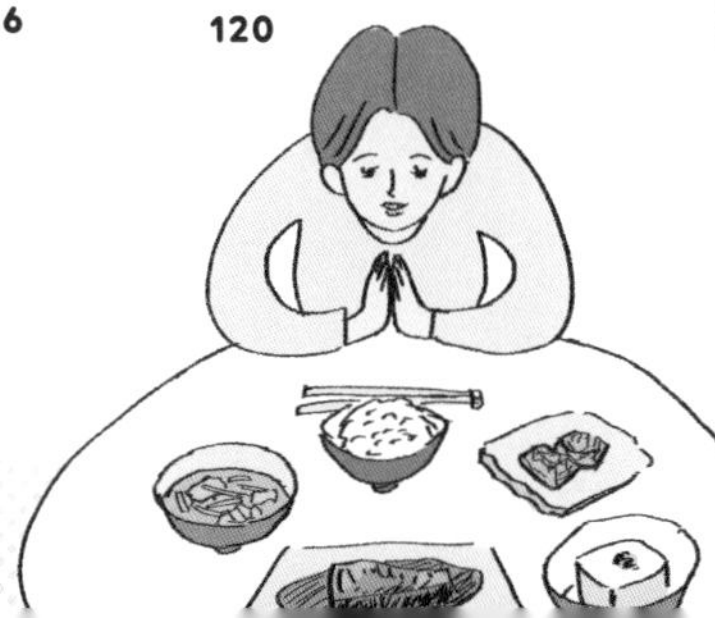

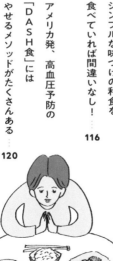

やせないのには
ワケがある！
しっかり自分と
向き合ってみて

食べるのが早い。
パンやうどんが
好き

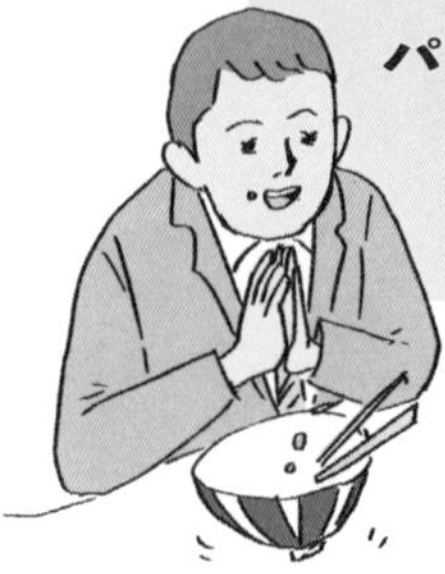

甘いものが
好きで
やめられない

お酒が
好きで
よく飲む

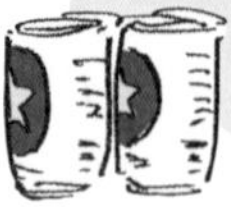

濃い味、
こってり味が
大好き

健康的に
やせたいから
朝はスムージーで
済ます

いろんな
ダイエットに
チャレンジしても
すぐ挫折

家にいると
つねに何か
口にしている

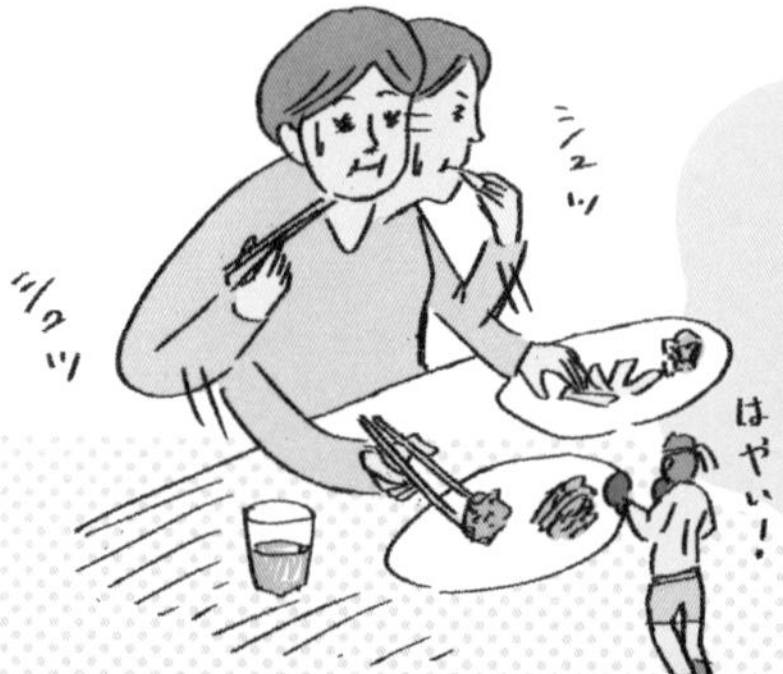

残すのは
もったいないので
完食する

お腹が
すかなくても
時間になったら
食べる

目の前に
たくさん食べ物が
ないと
満足できない

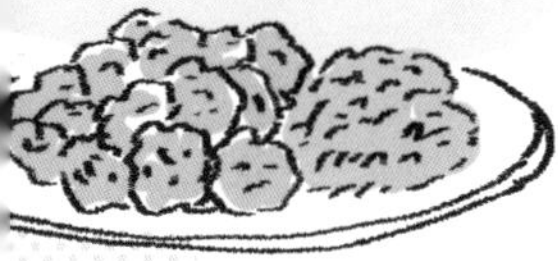

朝食や昼食は
控えめに
している

食べてないのに
太ってるのは
体質が原因

イライラすると
つい食べちゃう

食事時間が不規則。
夜遅く
食べることも

ダイエット目標を
設けても
モチベーションが
続かない

食材はいつも
まとめ買い
している

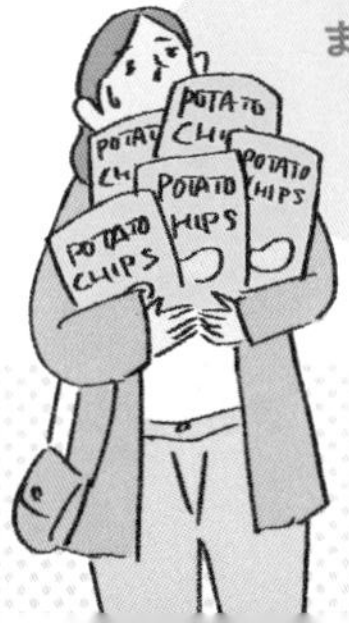

黄色が多かった人は食に関する行動に、ブルーが多かった人は食思考に問題があります。でも、大丈夫。しっかり自分を見つめて問題を解決していきましょう。

チェック！

意外に気づかないデブ行動と思考のクセ。あなたはどのタイプ

A	太るのは甘いものが好きなせい	1・2・3・4
A	運動不足で太っている	1・2・3・4
A	食べてすぐ横になるのが太る原因	1・2・3・4
A	水を飲んでも体質的に太る	1・2・3・4
B	もったいないから残りものは食べてしまう	1・2・3・4
B	外食やデリバリーは多めに頼まないと心配	1・2・3・4
B	スーパーで安かったりおいしそうなものは予定外でも買ってしまう	1・2・3・4
B	つき合いの会食が多く、つい食べてしまう	1・2・3・4
C	家に食べ物がないと気が気でない	1・2・3・4
C	身のまわりにいつも食べものがある	1・2・3・4
C	イライラしたりストレスがあると食べてしまう	1・2・3・4
C	何もしてなくても何か口に入れている	1・2・3・4
C	たくさん食べてしまったあとに後悔する	1・2・3・4

自分のふだんの行動を思い返しながら、あてはまる数字に◯をつけてください。

1：そんなことはない　2：たまにそう思う
3：どちらかといえばあてはまる　4：まったくそのとおり

	質問	回答
D	満腹まで食べないと満足できない	1・2・3・4
	食前にはたいしておなかが減っていない	1・2・3・4
	食べるのが早いとよく言われる	1・2・3・4
E	よくかまずに飲み込んでしまう	1・2・3・4
	人から「よく食べるね」と言われる	1・2・3・4
	外食やデリバリーが多い	1・2・3・4
	菓子パンが大好きでよく食べる	1・2・3・4
F	うどん、そばなど麺類が好き	1・2・3・4
	ファストフードやこってりしたものが好き	1・2・3・4
	朝食を抜くことが多い	1・2・3・4
	夜食を食べることが多い	1・2・3・4
	食事の時間が不規則	1・2・3・4
G	夕食をとる時間が遅い	1・2・3・4
	間食が多い	1・2・3・4
	1日の食事で夕食がいちばん量が多い	1・2・3・4

A～Gのうち、4と答えた数をチェックして、いちばん多かったのがあなたのタイプ。

» 診断はP.16へ！

あなたのデブ習慣と傾向はずばりこれ！

Aタイプ

ダイエットに関する認識がずれている人

➡ 正しい認識を身につければやせられる！

≫ P.24、38、42、66、74、82へ

Bタイプ

食べる物が少ないと不安になる食いしん坊

➡ 買い物、作る量、食べる量を1割減らす

≫ P.28、46、70、78へ

Cタイプ

ストレスを食べることで解消している人

➡ 別の方法でストレスを回避しよう

≫ P.56へ

Dタイプ

空腹感、満腹感がわからなくなっている人

➡ おなかがグーッとなってから食べる

≫ P.18へ

Eタイプ

早食い、大食いのフードファイター

➡ 箸を置く、かむ回数を増やす

≫ P.50、78へ

Fタイプ

濃い味、甘いものなど太るものが好きな人

➡ だしを活用。デブ味覚→やせ味覚に変える

≫ P.62、86、92、116へ

Gタイプ

睡眠が少なく、生活が不規則な人

➡ 睡眠をよくとり、ストレスをコントロール

≫ P.32へ

自分のクセがわかるとやせルールも見つけやすい！

太る原因は、食事だけでなく環境や心理状態など要因が多岐にわたるので、自分がどんな習慣を持っているかを知ることが大事です。自分のデブタイプがわかったら、該当ページから読んでみましょう。自分に合ったヒントが見つかりますよ。

PART 1

行動あるある編

間違った食生活がデブを招く

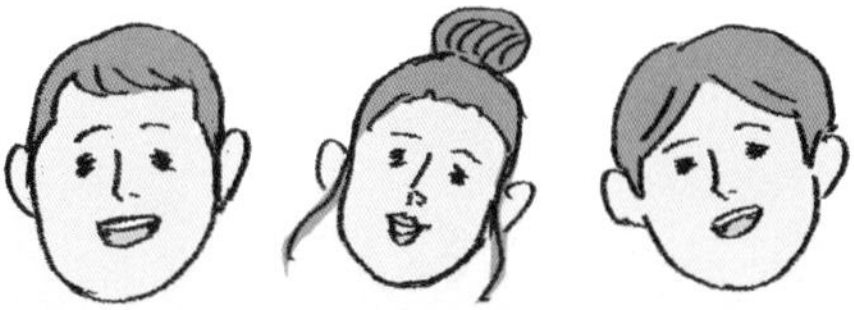

よかれと思ってやっていることが
じつは太る行動だった!?
なぜかやせない原因を「いつもの行動」で
チェック！　間違った思い込みに
気づくことが、ダイエットの第一関門です！

CASE

01

もちろん、食事は毎日ほぼ同じ時間にとっています。
規則正しく食べたほうが
太りにくいっていうじゃないですか？

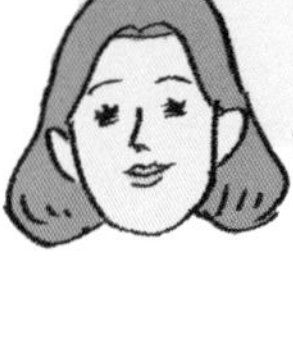

それこそ無意識系デブの原因。
食事は本当にお腹が
すくまで食べない。
飢餓感を覚えるまで待とう!!

時間や周囲の状況に合わせると、とんでもない量を食べてしまう可能性あり。お昼＝12時の常識はリセット！　２時でも３時でも、お腹がすくまで待つのが正解。

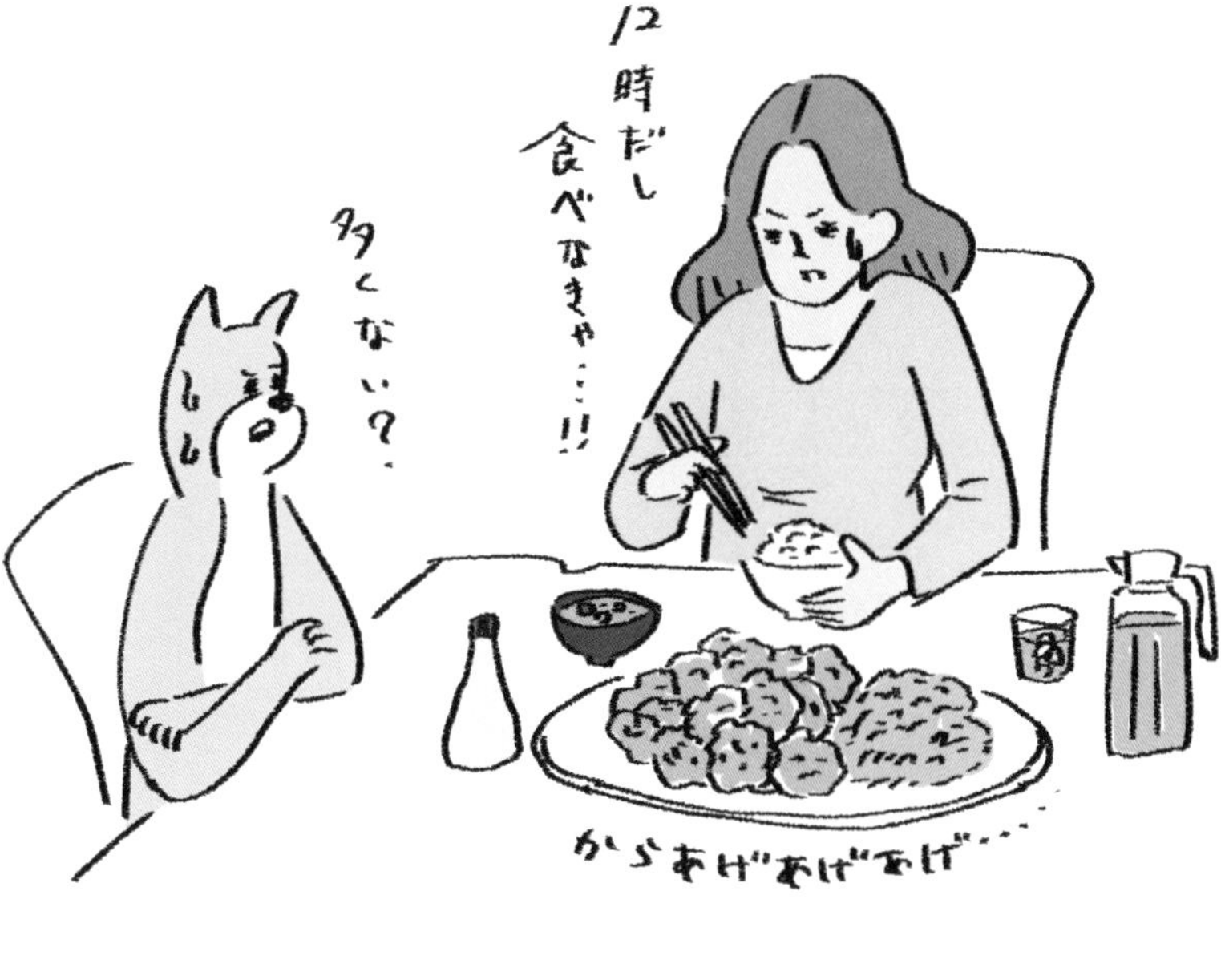
12時だし食べなきゃ…!!
多くない？
からあげあげあげ…

時間で漫然と食べていると胃が大きくなります！

朝は7時、昼は12時、夜は7時。

こんな風に、自分の生活スタイルに合わせて食事時間をだいたい決めている人は多いと思います。「ダイエットは規則正しい食生活が大切」。これは間違っていません。1日3食も基本です。**でも、やせるために一番優先すべきことは、規則正しい時間じゃないんです。**

正解は**「お腹のすき具合」**。

それも、ちょっとすいたな、ではなく、お腹がすいてたまらない！

「飢餓感」を覚えるくらいまで食べるのを待つようにしてみてください。

食べ物にあふれたこの現代で、飢餓感って何!?

飢餓まで我慢したら倒れちゃう!?

と思うかもしれないですが、大丈夫。飢餓の手前ですから、倒れません（笑）。

どうぞ、安心して飢餓感を体験してみてください。

これによって改善されることは、次のとおりです。

●大きくなりすぎた胃を元通りにする。

●空腹ホルモンのグレリンが十二指腸から分泌されて、エネルギー代謝がよくなる。

じつは、時間で食べ続けると、本当の空腹感ってわからなくなってしまうんです。

おなかが「ぐぅ〜」と鳴るのは、胃が最後の食べ物を腸に送ったよーという合図なのですが、本当の空腹サインではありません。まだ胃の掃除の最中です。

そこで時間がきたからといって食べてしまうと、胃は掃除をやめて消化・吸収の仕事に移ってしまいます。

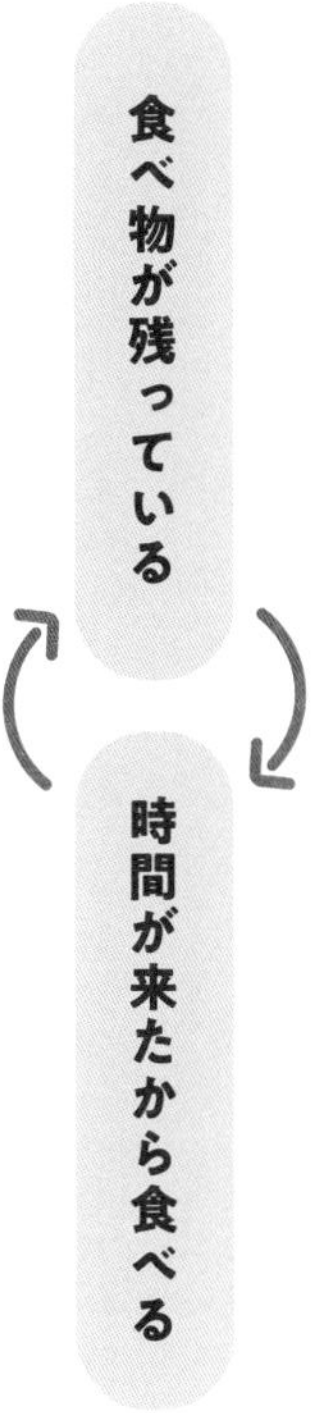

これをくり返すと胃袋がどんどん大きくなって、満腹感を得にくい体に。「いくらでも詰め込める大きな胃」を自ら作ってしまうというわけです。

惰性の食事が太る原因だなんて、じつにもったいない話ですね！

お腹が鳴って、1時間ほど待つ。すると、本物の空腹、飢餓感がやってきます。
このときに食べるように、食事のタイミングを変えてみましょう。

「朝はお腹すいてないけど、お腹がすくまで待ってると遅刻してしまう」など、食事をとりたい時間と合わないこともありますよね。その場合は、夕食に食べすぎているか、食べ終わる時間が遅いことが考えられます。対策としては、食べる時間を早めるか、夕食の量を少し減らしてみるといいでしょう。

ちなみに夕食は、なるべく就寝の3時間前までに済ませるのが理想です。22時以降は、同じものを食べても吸収効率が上がって太りやすいし、未消化の食べ物があると睡眠の質にも影響します。

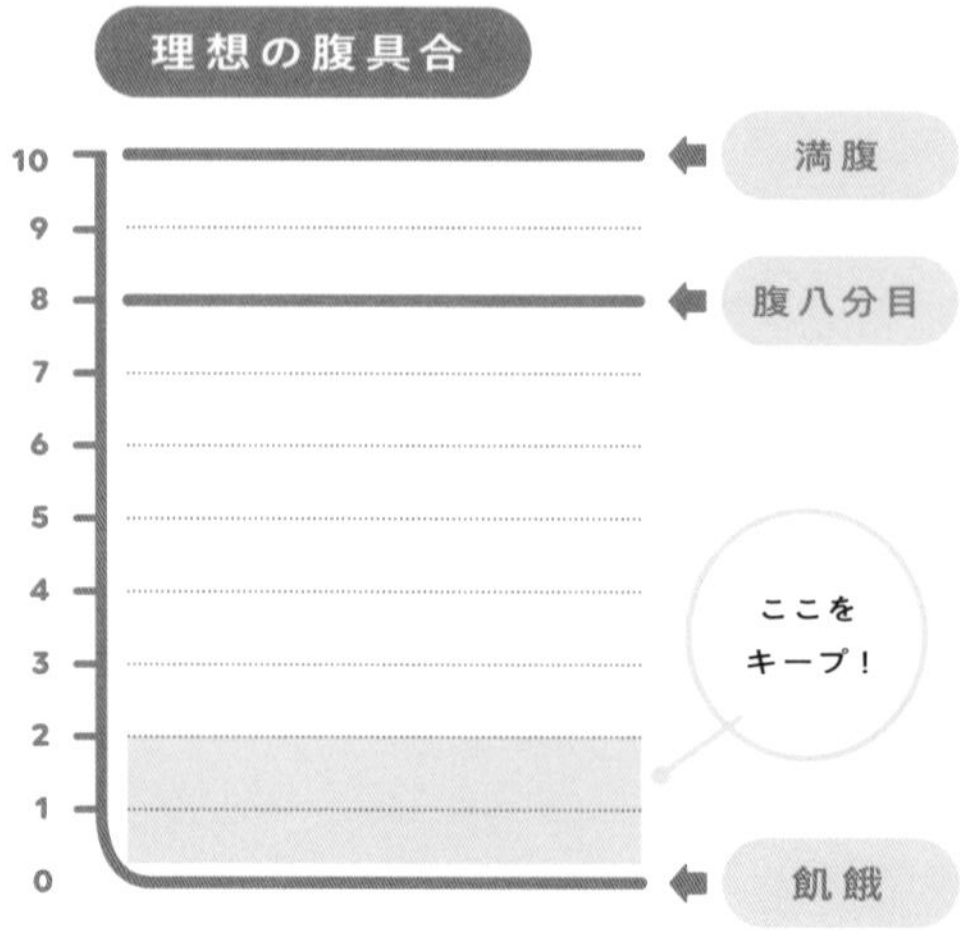

飢餓寸前まで待って食べたとしても、そこでドカ食いしたら意味がありません。少し食べて空腹感がおさまったら、箸を置く。腹一～二分生活です。

「腹八分じゃないの!?」と思ったあなた。やせている人の食べ方を知りませんね。やせている人は、みんな腹一～二分でやめています。ひもじい思いが消えるまでしか食べないのです。

空腹感がなくなれば食べるのを止める。適切な量でお腹が満たされるようになれば、ダイエットはあっという間に成功します！

「空腹は最高のダイエット薬」。覚えておいてくださいね！

まとめ

- **時間で食べるのをやめる**
- **飢餓感を覚えるまで待つ**
- **飢餓感がなかなかこない場合は、食べすぎ。その前の食事量を減らす**
- **空腹感がおさまったら食べるのをやめる**

CASE 02

昼はスープとサラダが定番。
カロリーも糖質も控えてるのに、
なぜかやせないんですよね～

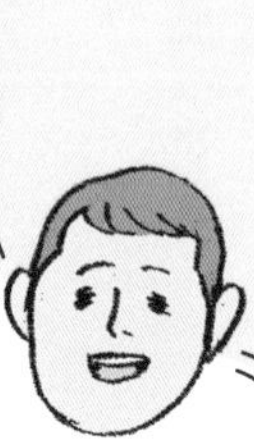

カロリー信仰にとらわれるな。食べたいものを食べないとストレスがたまってリバウンドの原因になる！

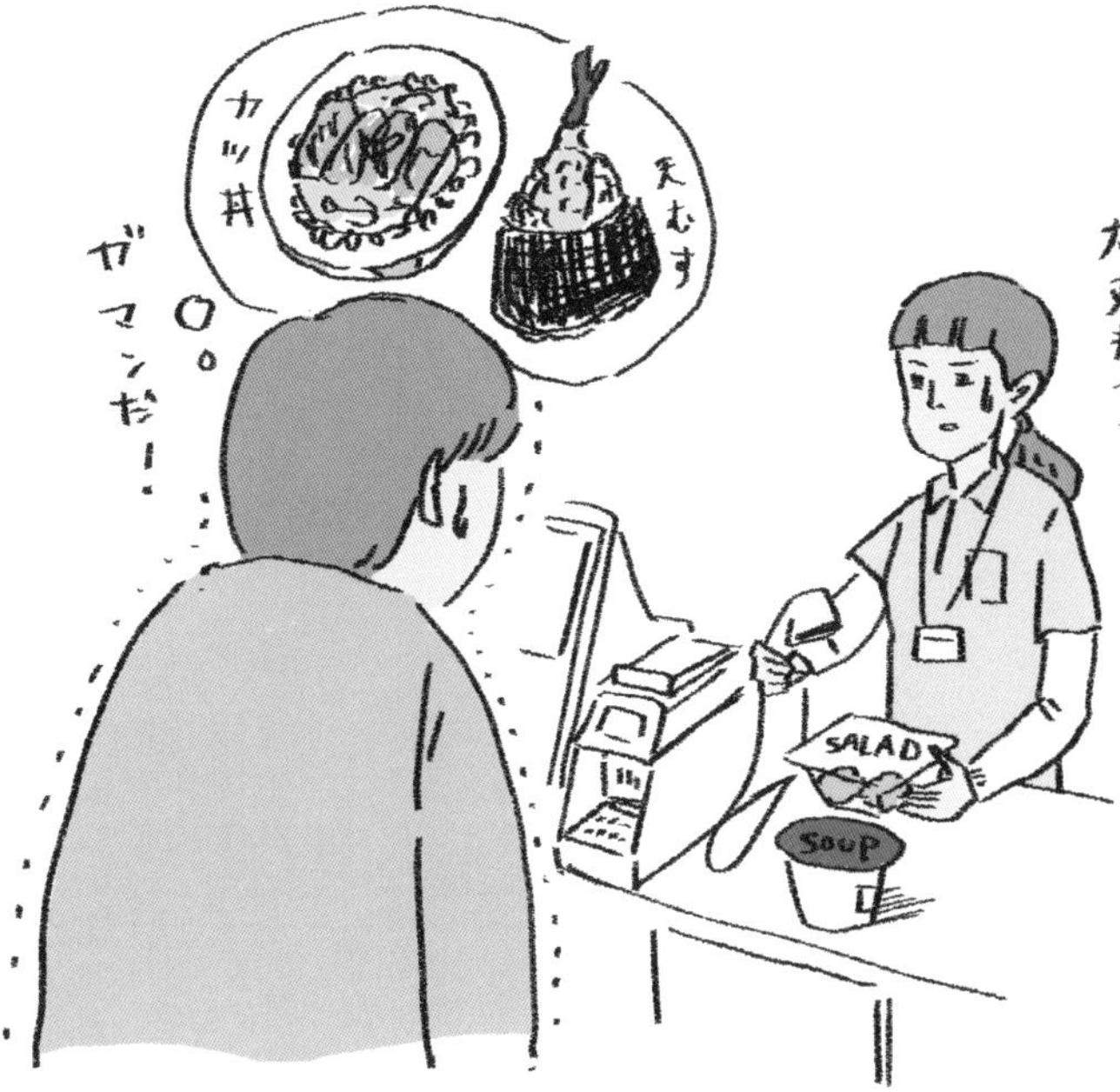

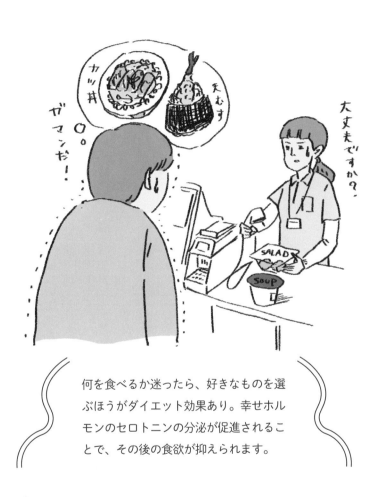

何を食べるか迷ったら、好きなものを選ぶほうがダイエット効果あり。幸せホルモンのセロトニンの分泌が促進されることで、その後の食欲が抑えられます。

朝食や昼食でガマンしすぎるのはかえって逆効果

ダイエッターなら、カロリー制限や糖質オフは常識中の常識。皆さん一度は気にかけたことがあるでしょう。

たしかに、その2つを減らすことはやせる効果があります。ただし、短期的です。

これはダメだという制限をかけ続けると**ストレスがたまって、必ず無理がきてしまう。**

一生続けられないダイエットは、絶対にリバウンドします。

まずは、スープとサラダでやせようとする、その考え方を改めましょう。

ダイエット中に食べていけないものはありません。

好きなものを食べる。そのかわり、量を控えめにする。

結局ガマン？と思うかもしれませんが、リスクとベネフィットを比較すると簡単です。

ガマンして過食するリスクと、少量でも好きなものを食べておいしく幸せになるベネフィット、長い目で見れば、後者のほうに確実に軍配が上がりますよね。

また「モラル・ライセンシング」といって、人は何かいいことをすると、悪いことがしたくなるという性質を持っています。「昼にガマンしたんだから、夜はちょっとくらいいいか」という思考で、夜中にカップ麺を食べてしまうということが起こりがちです。

ちなみに僕は、朝も昼もコンビニごはんです。クリニックは田舎なので飲食店も少ないですから。そこで何を買うかというと、**その日そのときに食べたいもの**です。でも太らないのは、ムダにガマンしないから。食欲の爆発が起こりにくいんです。

もし、コンビニで健康的な食材を選びたいのであれば、おすすめはゆで卵や温泉卵です。高たんぱく、低脂質のうえに食物繊維とビタミンC以外の栄養素が含まれているスーパーフードですから、ダイエットの味方になりますよ。

まとめ

- **朝食や昼食を極端に控えない**
- **カロリーや糖質を気にしすぎない**
- **自分の中にNG食材を作らない**

CASE 03

残すのはもったいないと思うと、
無理やりでも食べちゃう。
「だからやせないんだよね～」と心で泣いてます

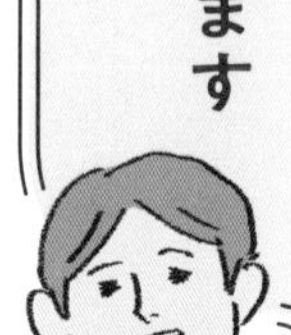

そのひと口がデブのもと！
人間ゴミ箱にならないように
量を考えよう!!

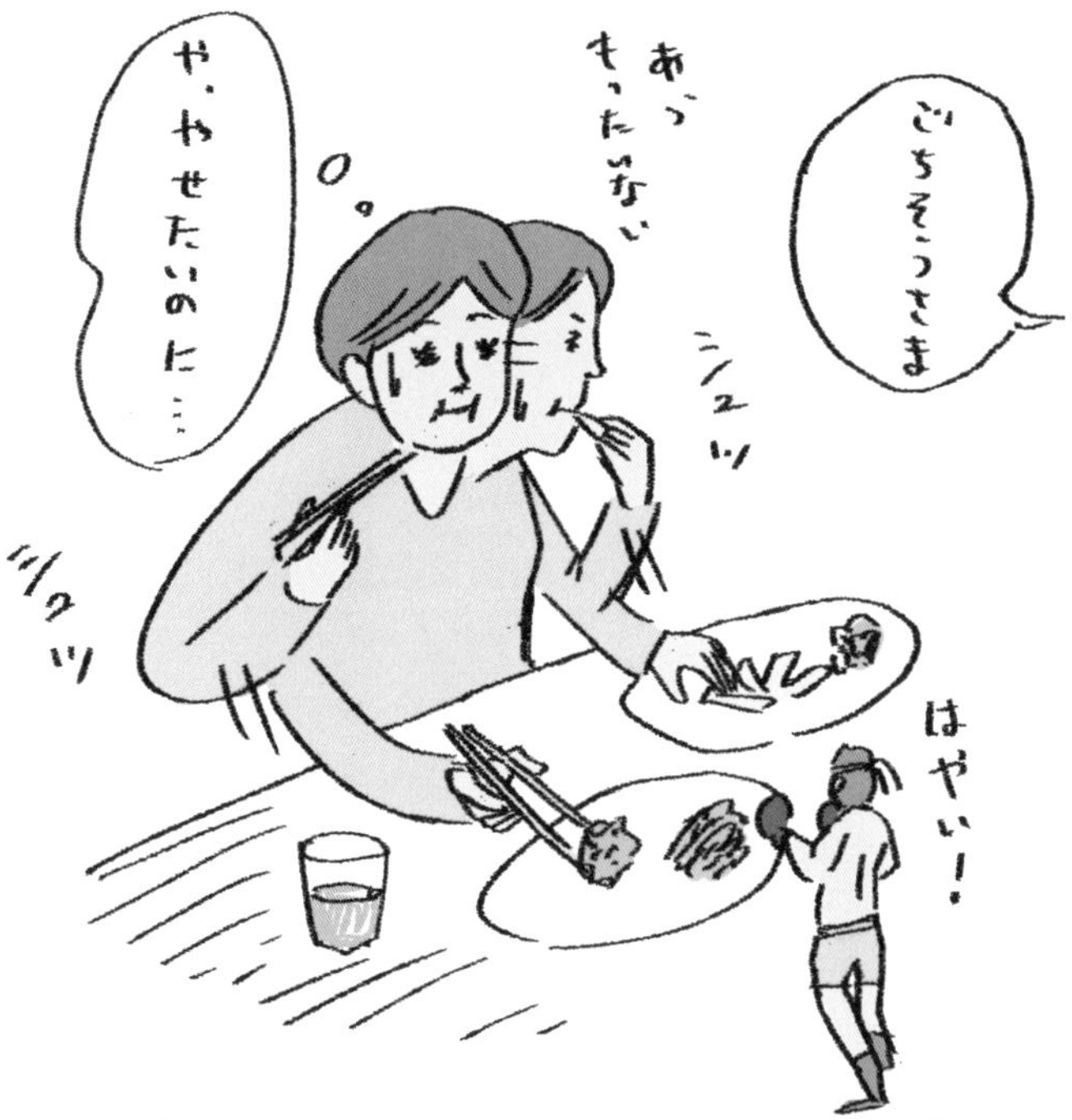

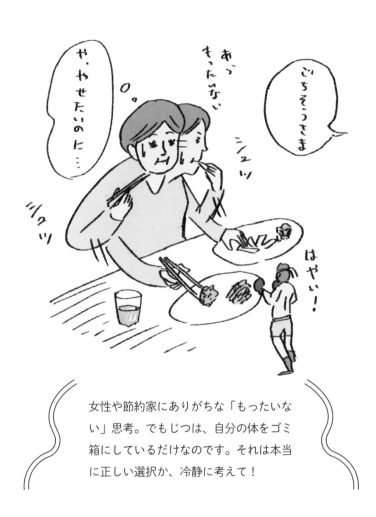

女性や節約家にありがちな「もったいない」思考。でもじつは、自分の体をゴミ箱にしているだけなのです。それは本当に正しい選択か、冷静に考えて！

完食だけが解決策じゃない。上手に残す方法を知ろう

作った料理が少しずつ残ってしまった。こんなとき、やせている人と太っている人の行動は真逆です。やせている人は、残った分をすぐ冷蔵庫に入れる。太っている人は「残しても仕方ない。食べちゃおう」といって、無理やり完食してしまう。こんな行動の積み重ねが、脂肪の量の差となってあらわれてきます。

子どものころから「食べ物を粗末にしてはいけない」と育てられた私たちは、食べ物を残すことに罪悪感を覚える人も少なくありません。でも、ダイエット中はその言葉にとらわれてはいけません。もったいないからといって無理やり詰め込むのは、**脂肪をお金で買っているようなもの。健康を害する損な行為**です。

「もったいない」「捨てたくない」「太りたくない」。では、どうしたらいいのか？

答えは簡単。**「作りすぎない」「頼みすぎない」**です。いつも4人分作って残るようなら、3人分にしてみる。外食も同じです。

飲み会やホームパーティでは、割り勘の元をとろうとすると太ります。人数より多めの注文や持ち込みもご法度。足りなくなることを恐れて多めに用意するのはデブ思考ですから、上品な量にすることです。

断り上手になることも必要です。甘いものが食べたい気分じゃないけど、会社の同僚が3時のおやつを配ってくれた。そんなとき、みんなに合わせてその場で無理に食べる必要はありません。やせている人の上手な断り方を見習いましょう。

「ありがとう。おいしそうだね。あとでいただくね」。これでいいのです。

その場の雰囲気が悪くなりそう、なんて考えるのは気の回しすぎです。

ダイエット中はいろいろな選択に迫られますが、ゼロか百、白か黒という二極化思考だと壁にぶつかります。ゆるいグレーの部分をつねに作っておきましょう。

まとめ

- **料理が残ったらすぐ冷蔵庫に入れる**
- **材料や注文は「人数マイナス1」**
- **おすそ分けやお茶の誘いはすぐにのらない**

CASE 04

食事が不規則で1日2食になることも。
食べる回数が少ないのに、
どうしてやせないんでしょう？

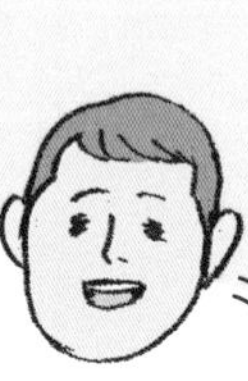

回数が少ないと、ドカ食いしがち。とくに夜遅い時間に炭水化物を食べると即脂肪になる！

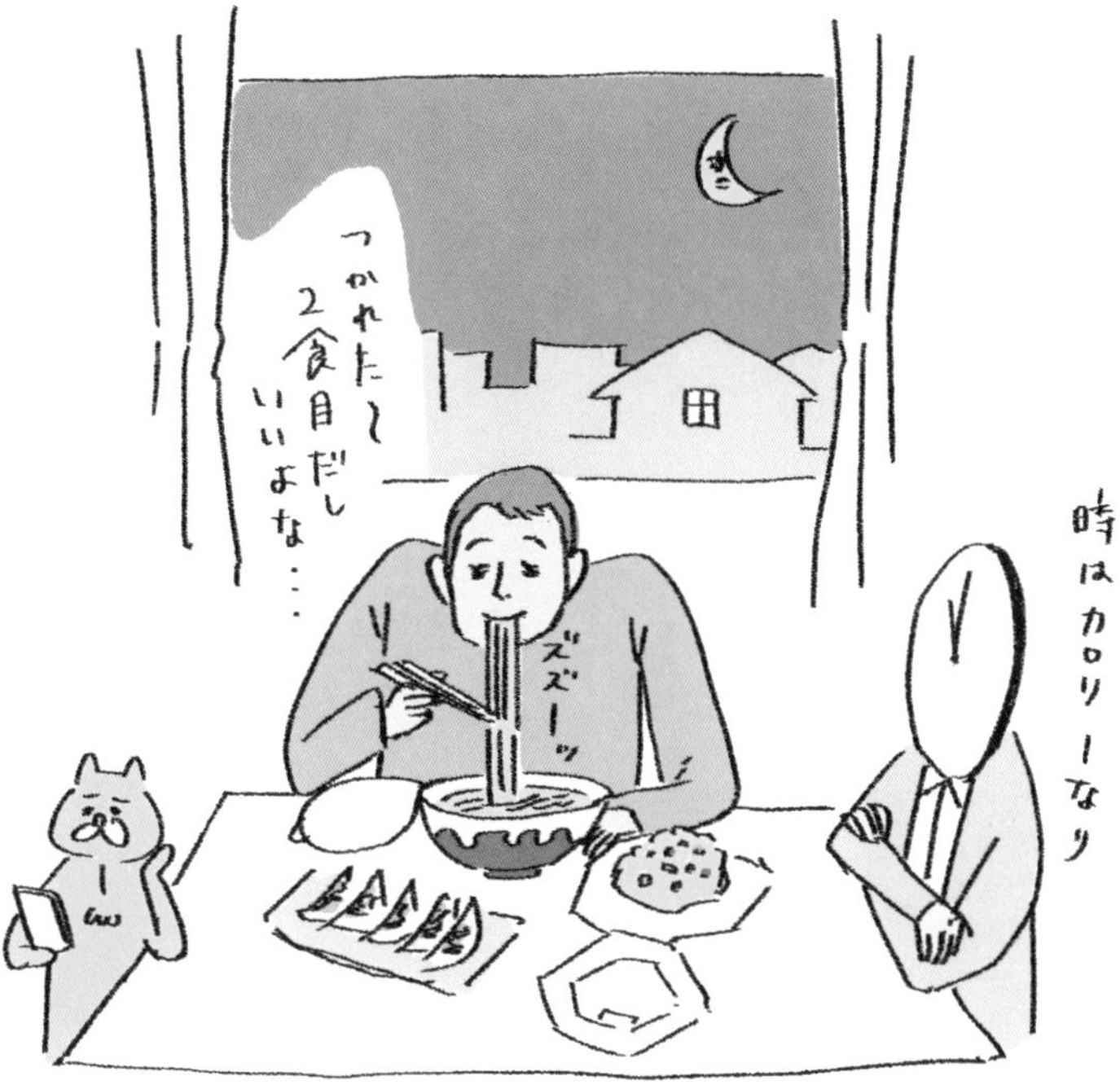
つかれたし
2食目だし
いいよな…
ズズーッ
時はカロリーなり

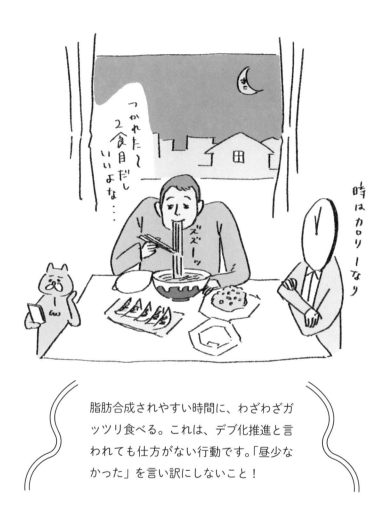

脂肪合成されやすい時間に、わざわざガッツリ食べる。これは、デブ化推進と言われても仕方がない行動です。「昼少なかった」を言い訳にしないこと！

肥満遺伝子「ビーマルワン」が活発化する夜に食べると確実に太る！

「食事を抜くと太る」。昔からよく言われることですが、これはまぎれもない真実です。というのも、食事回数が減ると1食の量が増えやすい。ドカ食いは血糖値が急上昇して脂肪が合成される原因になりますから「まとめ食い」はしないに越したことはありません。

でも、残業が多かったりシフト制の仕事などで、どうしても食べる時間が不規則になる人もいるでしょう。

忙しくて食べる時間がとれない、帰宅時間がいつも遅くなってしまう。

そんなときは、**夕方以降の食事を少なめにする**ことがダイエットでは大切です。

たとえば夕食が遅くなりそうだったら、朝食はしっかり食べてエネルギーチャージ。16時ごろまでにおにぎりなど腹もちのいい主食を食べておき、帰宅後は炭水化物を控えて、たんぱく質と野菜を中心とした消化のいい食事で済ませる。

こうした食事のとり方なら、血糖値が急上昇せず、太りにくくなります。

ところで、「夜遅く食べると太る」という説もありますよね。

その理由は、**「ビーマルワン（BMAL1）」という、肥満遺伝子とも呼ばれるたんぱく質**の影響なんです。

ビーマルワンは、朝、目が覚めてしばらくたつと空腹になり、夜がくれば眠くなるという、いわゆる「体内時計」をコントロールしており、おもに脂肪の合成を促す働きをします。

その量は時間によって増減し、いちばん多く作られるピークは深夜2時。

量が少なくなるのが午前10〜16時の間です。

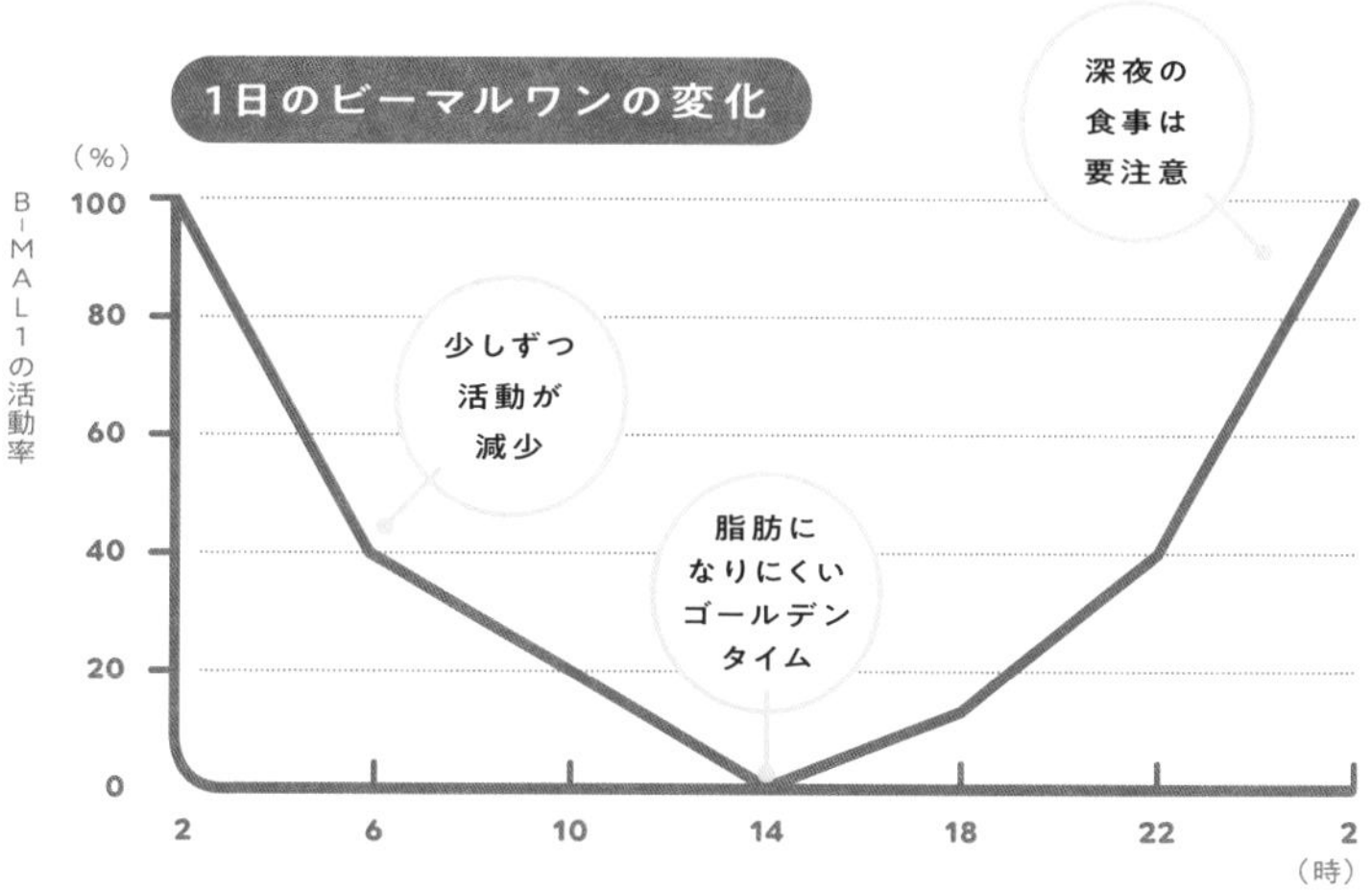

つまり、夜22時〜深夜2時までは、遺伝子的にいちばん脂肪合成されやすい時間。本来の人間の活動からすると、この時間帯は眠っている時間であり、食べている時間ではないんです。

これをふまえて、食べる時間も見直してみましょう。

いちばん太りにくいのは10時〜16時の時間帯ですから、お昼は好きなものをしっかり食べてOK。

活動がもっとも落ち着くゴールデンタイムは14時。好きなもの、甘いものを食べるのも、15時前後なら比較的安心です。大事なのは夜の食事時間です。

夕食はなるべく早めに済ませるのが理想。不規則になりやすい人は**1日5〜6食の分食**にしてもいいでしょう。主食は18時までに。むずかしければ21時まででもかまいません。**22時以降はできるだけお腹に何も入っていないように、分食を心掛けて**みてください。

夜の時間を上手に使うことも大切です。だらだら過ごしていると何かつまみたい誘惑にかられるので、スマホやテレビはできるだけ控えめに。部屋の片づけ、明日の準備、夜家事など、**てきぱき動くと食べ物から気持ちが離れます**。脳をリラックスモードに導くため、スマホやパソコンを使うときはブルーライトをカットする設定にしておきましょう。

夜食の誘惑に負けそうになったら、ゼロカロリーゼリーなど甘みがあってカロリーが低いものを活用するのも手です。

入浴は、**ややぬるめの湯**がおすすめ。40～42℃の湯に首まで3分つかり、体や髪を洗ってもう一度湯船に3分つかる。これを3回くり返すと新陳代謝が活発になり、脂肪が燃えやすい体になります。入浴前後は水分も十分に補給しましょう。

まとめ

- **一度にまとめて食べず、小分けにする**
- **食べたいものは10～16時に。22時には食事を終える**
- **夕食後はなるべく座らない**
- **入浴はゆるめの湯にゆっくりつかる**

CASE

05

お酒が大好き！
やめられないから、
せめて糖質ゼロや焼酎を選ぶようにしています

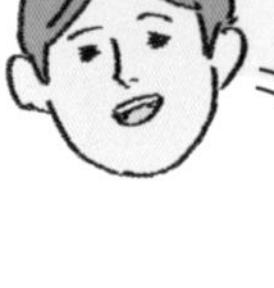

家飲みもじつは
際限なくなるから危険！
ひとまず、冷蔵庫にたっぷり
冷やしておくのはやめよう

人は視覚で食べたい、飲みたいと感じてしまうもの。ずらりと並んだお酒を見れば、誘惑されるに決まってます（笑）。自ら泥沼に落ちる行為は慎むべし。

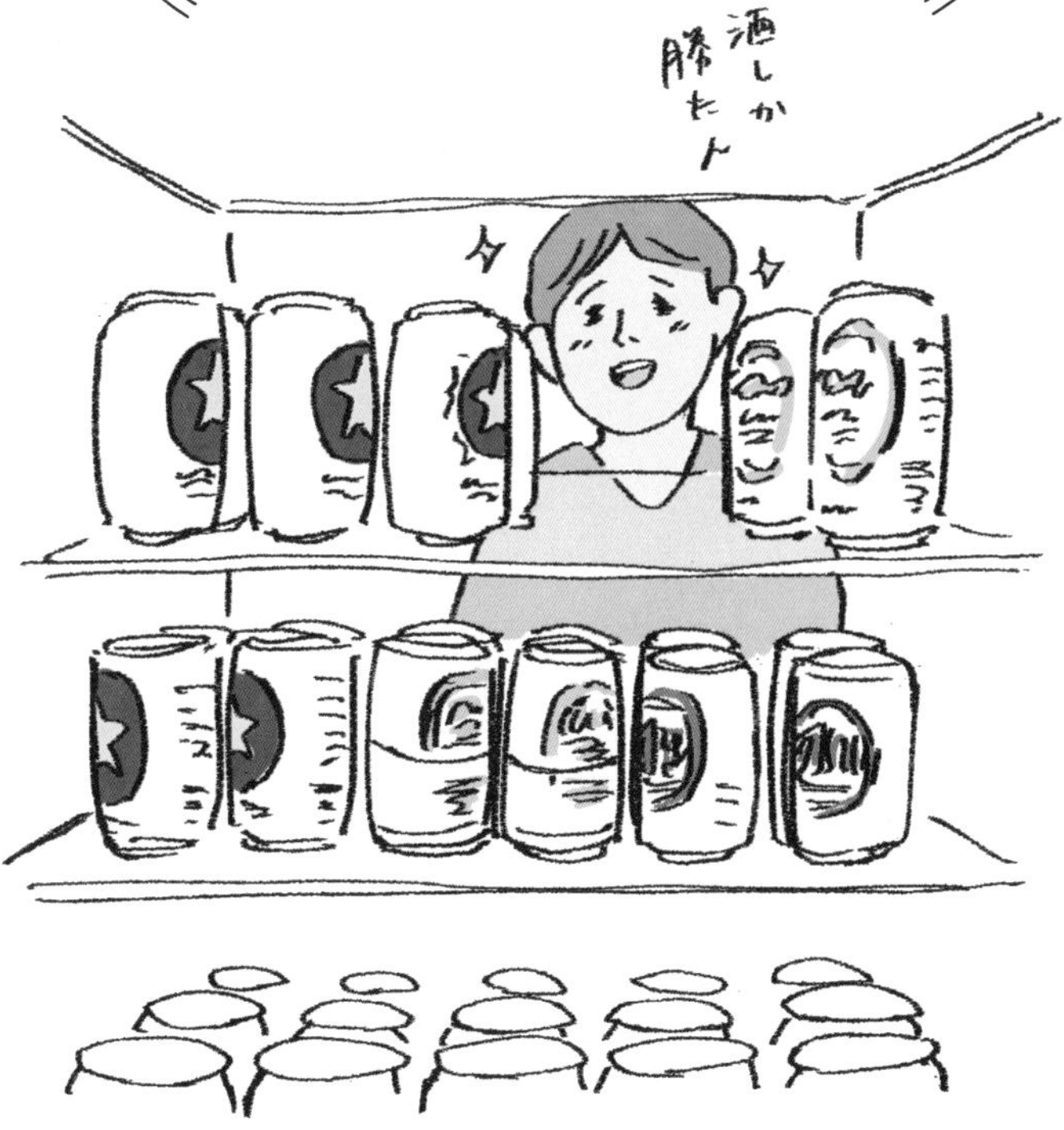

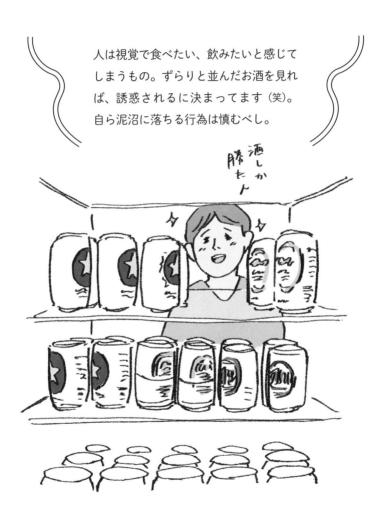

家でも飲みすぎ、つまみの食べすぎ、シメのラーメンはデブまっしぐら

最近、外で飲まずに家でお酒を楽しみたいという人が増えています。
「家飲みなら安上がりだし、終電も気にせずゆっくり飲める」。その意見には賛成ですが、
大きな落とし穴があることを忘れてはいけません。
時間もお金も制限なしになると、飲みすぎるんです。
「糖質ゼロのビールや焼酎、ウイスキーなどの蒸留酒なら、多少飲んでも太らないので
は？」ともよく聞かれますが、糖質を避けても飲みすぎたら同じ。

ダイエットでは、**何を飲むかより、飲みすぎないこと。ここ大事です!!**

僕も飲み出したら止まらない派なので、**冷蔵庫にストックを入れません。**

冷蔵庫に8本ビールが冷えていたら、8本全部いっちゃう。なので、**冷やすのは2本
くらい。それ以外は常温にしておきます。**こんな小ワザが意外と効くんです。

1杯めは糖質オフやノンアルコールでのどの渇きを潤し、2杯めは好きな銘柄のビール

を味わって飲む。そんなふうにメリハリをつけると、「今日はここまで」と上手にコントロールできるようになります。

おつまみも、食べすぎないように工夫しましょう。

アルコールは、分解するために体内の糖分を必要とするため、お酒を大量に飲むと急激に血糖値が下がってお腹がすきます。そのときに揚げものやピザなど、糖質の多いものばかり食べたら、当然太る原因に。シメのラーメンは王道のデブ行動です。

おすすめは、低カロリー高たんぱくな刺身、赤身肉。脂を使わない焼鳥もいいでしょう。糖質の吸収をゆるやかにする枝豆やナッツ、ネバネバ食材。かみごたえがあり、腹もちがいいチーズ、野菜スティックなどを選ぶのも手です。

まとめ

- **お酒の種類より量に注意する**
- **冷やすのは2本まで。あとは常温に置く**
- **おつまみは低カロリー高たんぱく、食物繊維を**

CASE

06

朝はスムージーか野菜ジュースを飲んでます。
時短だし、健康的にやせたいから
ビタミンはとらないと！

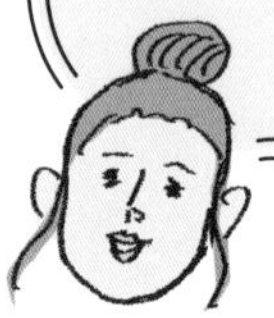

典型的ヘルシー過信タイプ！
甘い果物はお菓子と同じ。
健康にいいという
思い込みは禁物

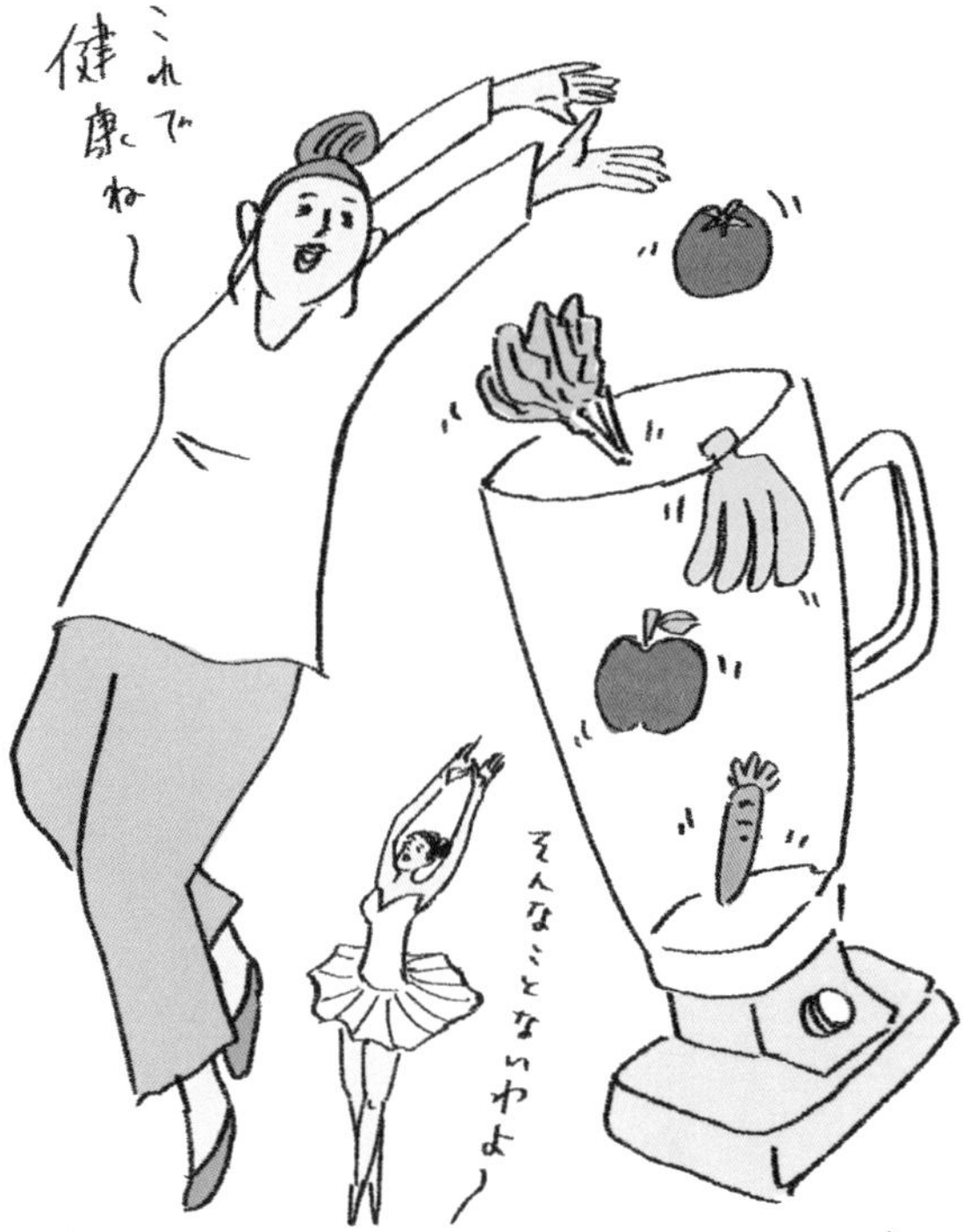

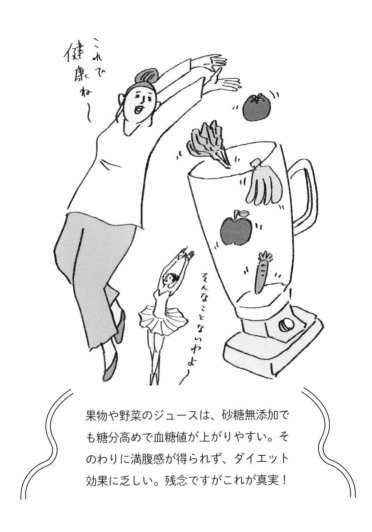

果物や野菜のジュースは、砂糖無添加でも糖分高めで血糖値が上がりやすい。そのわりに満腹感が得られず、ダイエット効果に乏しい。残念ですがこれが真実！

フルーツジュースは果糖たっぷり。果物を食べるなら丸ごと食べよう

ダイエットを始めると、急に健康や栄養情報に詳しくなってしまう人がいます。しかし、ちまたにあふれる健康食が、ダイエットに効果的かというと話は別。

女性に人気のスムージーもそのひとつです。スムージーは野菜や果物、はちみつなどが材料なので**体にいいイメージがありますが、じつはデメリットが多い。**

- **果物にはフルクトースをはじめとする果糖が多く、中性脂肪に変わりやすい。**
- **果物の果糖は血糖値急上昇につながり、どっさりと脂肪が合成される。**
- **攪拌して時間がたつと酸化して、果物の酵素が失われる。**

果物や野菜自体は体にいいものですが、ジュースにすると量をたくさんとってしまうため、**結果的にカロリー・糖質過多**に陥りやすいのです。

果物を食べるなら、スムージーではなく生のままがおすすめ。ビタミンCや食物繊維が

豊富なキウィ、糖代謝を促すクエン酸が豊富な柑橘類のほか、りんごもいいでしょう。

青汁、野菜ジュースも同様に、飲みやすくするため大量の甘みが加えられています。朝、オフィスで缶コーヒーやコーヒーチェーンのラテを飲む習慣の人もいますね。こうした**市販の飲料は、砂糖がたっぷり入っているので、できるだけ控える**のが得策です。

ちなみに、朝食とダイエットの関係については、人によって違います。臨床の現場では、食べたほうがやせる人、食べないほうがやせる人、どちらもいますから、自分はどちらのタイプなのか体に聞いてみましょう。

わからないときは、朝食を食べた1週間と、食べない1週間を比較して体重を記録すると、体質的にどちらが合っているかわかりますよ。

まとめ

- **健康ドリンクは一般的に糖質が多い**
- **市販の野菜ジュースや甘いコーヒーにも注意！**
- **朝食をとってやせるかやせないかは人による**

CASE

07

買い物は節約を兼ねてまとめ買いしています。
忙しくて時間がないし、
何度も買い物に行くのも面倒だし…

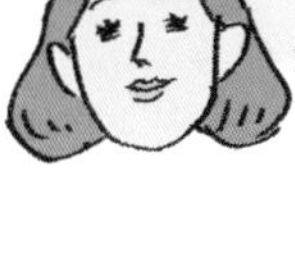

まとめ買いは勢いで
必要以上に買いがち。
大型カートは禁止!
「都度買い」習慣に変えよう

デブが大好きな場所。それはスーパーの食品売り場です。買い物カゴにドサドサ食品を入れる行為は、デブをキープするための努力だと気づいていますか？

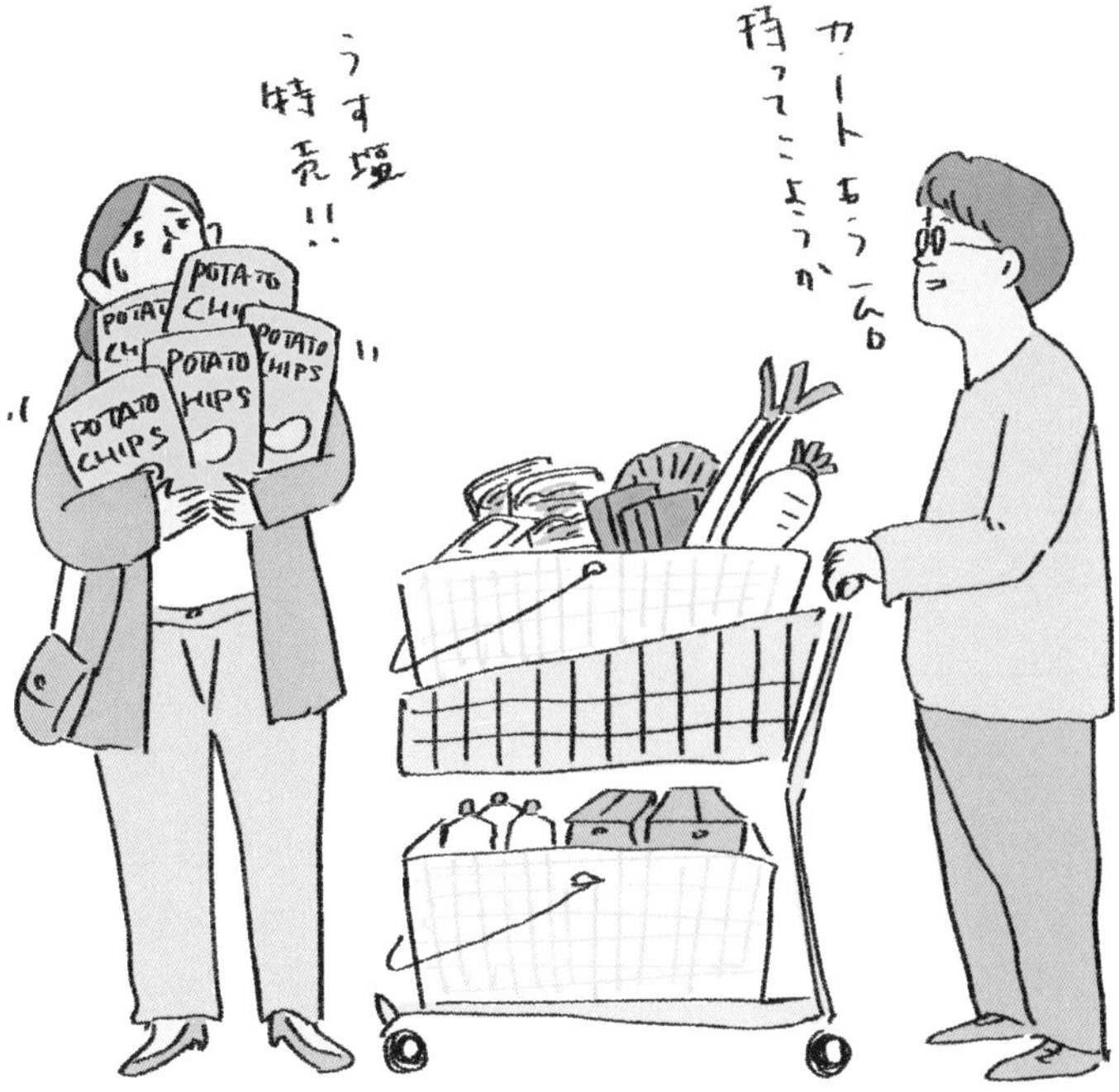
うす塩
特売!!
POTATO CHIPS
カートもう一台
持ってこようか

ドカ買いはドカ食いにつながる。脂肪にお金を払うのはやめよう

無意識のデブ行動、それは買い物中にあらわれます。コンビニに寄ると、必要なもの以外にも買ってしまう。スーパーに行けば、大型カートに勢いよく食材やお菓子、お酒を入れてしまう。これは、まぎれもなくデブ行動のひとつ。**食品を見ているだけで欲望が刺激され、コントロールのきかない状態に陥ってしまうのです。**

最近は忙しい人がまとめ買いをするケースもありますが、ダイエット中のまとめ買いは危険。足りなかったら困る、という心理から、必要量より多く買いやすいのです。

家に食べるものが山のようにあれば、当然、食べる機会、食べる量の増加につながります。

買いだめは誘惑のもと。元凶はきっちり断ち切りましょう。

買い物デブを避けるために、以下のマイルールも決めておくと効果的。ひとつひとつは小さなことですが、**積み重ねることで行動が変わります。**

1 なるべくまとめ買いをしない

理想はその日の分だけを買うことですが、難しければ週に2回など、なるべく店に足を運ぶ機会を分散させる。

2 大きなカートは使わない。コンビニでカゴは持たない

大きなカゴは気が大きくなります。カゴをやめて手持ちにすると、買う量が俄然減ります。

3 現金払いにする

キャッシュレスはお金を気にせず買いがち。財布には使う分の現金だけ入れましょう。

4 空腹の状態で行かない

お腹がすいていると欲求に拍車がかかります。出かける前に豆乳を飲んだり、ガムをかんで空腹感をまぎらわせて。

まとめ

- **まとめ買いは避け、なるべく都度買いする**
- **スーパーのカート、コンビニのカゴに注意**
- **一見オトクな大容量や徳用は買わない**

CASE 08

食べるのが早いってよく言われます！
パンやうどんが多いからかな～
時間ももったいないしね

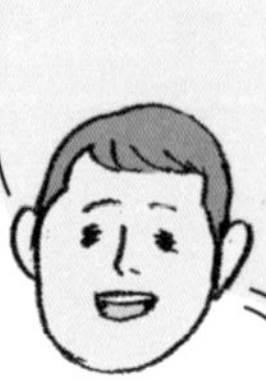

かまずに簡単に食べられるもの、やわらかいものは太る!!
早食いは改めよ

ラーメン、丼、カレーライス、うどん、
惣菜パン…。さっと食べられるものは、
高糖質でかまずに食べられるものがほとんど。「早食いは太る」は本当なのです。

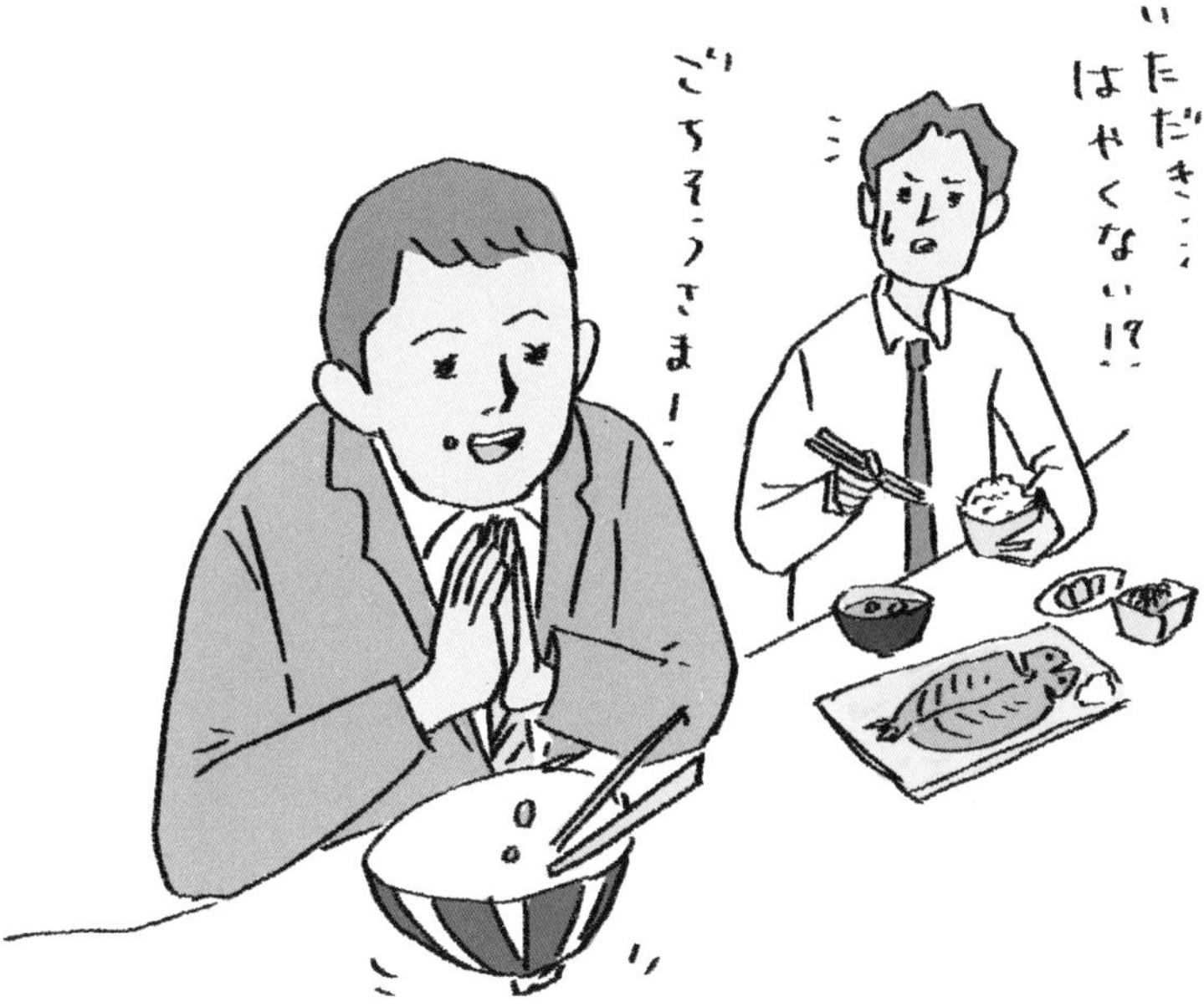

かみごたえのあるものを食べるとやせる！

食べるのが早い人は、だいたい麺類、惣菜パン、ファストフードなどのやわらかいものが好きです。こうした食べ物は手軽に満腹感が得られるのでついつい手が伸びてしまいますが、難点はあまりかまずに食べられてしまうこと。**咀嚼回数が少ないと満腹中枢に十分な刺激が伝わらず、食べても空腹感がおさまらなくなってしまう**のです。もちろん、糖質や脂質の過剰摂取にもつながります。

とくに麺類は、中身のほとんどが糖質。消化吸収が早く、脂肪になりやすさもＮＯ．１。あっさりしてヘルシーそうなうどんも、じつはとても太りやすいメニューなのです。

まずは、「やわらか料理」の頻度を少しずつ減らしていきましょう。たとえばハンバーガーのかわりに、ハンバーグ定食を選ぶ。カツ丼のかわりに、せん切りキャベツをたっぷり添えたヒレカツ定食にする。麺が食べたいときは、素うどんより具だくさんの鍋焼きうどんなど、**野菜が多いものや定食スタイルにチェンジ**すると早食いしにくくなります。

満腹中枢が働くまでは、食べ始めてから20分ほどかかるので、**最低でも15分**は食事に時間をかけましょう。ひと口食べたら箸を置き、**背筋を伸ばして30回目安にかむ**と、ダイエットにいい効果がたくさんあらわれます。

●**ヒスタミンが分泌されて満腹中枢を刺激し、内臓脂肪を燃焼。**
●**幸せホルモンのセロトニンが出て、少量でも満足感を与える。**

ちなみに、時間をかけすぎる「だらだら食い」もダメ。30分以上たつと消化が進んで、「まだ食べられる」という信号が脳に送られて、食べすぎに。飲み会などでだらだら飲み食いしていると、なぜかたくさん食べてしまう現象がこれです。気をつけましょう。

まとめ

- **麺類、パン、ファストフードは極力避ける**
- **野菜や米などかみごたえのある食事を選ぶ**
- **食事時間は15～30分、ひと口30回はかむ**

COLUMN

やせないのは運動不足のせいもありますよね？

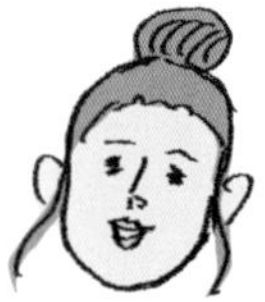

違います。運動不足だけでは絶対に太れません！

やせられない人は決まって「運動してないから〜」と言うのですが、運動と肥満ってまったく関係ありません。体が不自由な人や、寝たきり状態のお年寄りがみんな太っていますか？　いないでしょう？　厚労省のデータからも明確です。日本人の75％は運動不足ですが、肥満は25％しかいません。

運動で1kgやせるには2回のフルマラソンをするくらい効率が悪いし、好きでもない人が続くはずがありません。嫌いなんですから。かくいう僕も運動大嫌いです（笑）。運動しようと思うこと自体はいい心がけですが、ハードな運動はかえって食欲増進のきっかけにもなります。運動信仰はほどほどにしておきましょう。

PART 2

太る心編

その思い込みがデブのもと

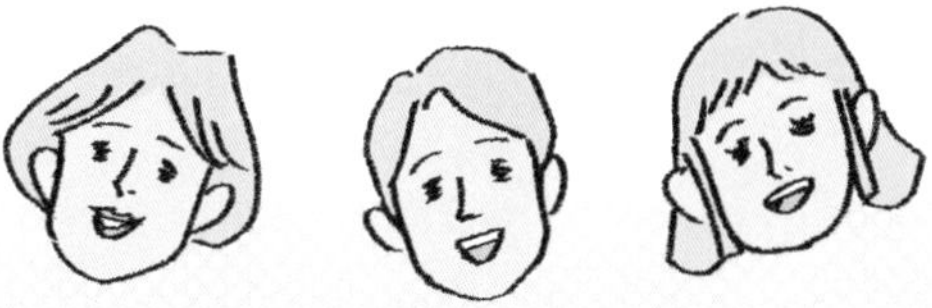

ダイエットがうまくいかない人のほとんどは
メンタルに問題を抱えています。
わかっていてもやめられない。
つい言い訳してしまう。陥りやすい
「あるある心理」をズバリ解説！

CASE 01

イライライラ。
頭にくると、
どうしても食に走っちゃう！

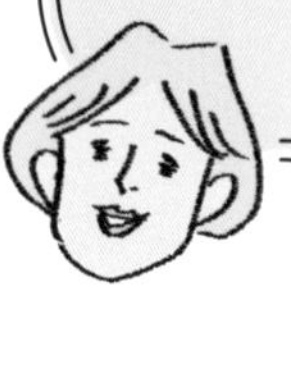

明らかな食べ物依存症です。ストレスとのつき合い方を見直すのがダイエット成功の近道！

ストレスばかりの現代人には、食べることが手っ取り早い解消法。だからといって、仕方ないで済ませてはいけません。依存していることに気がつきましょう。

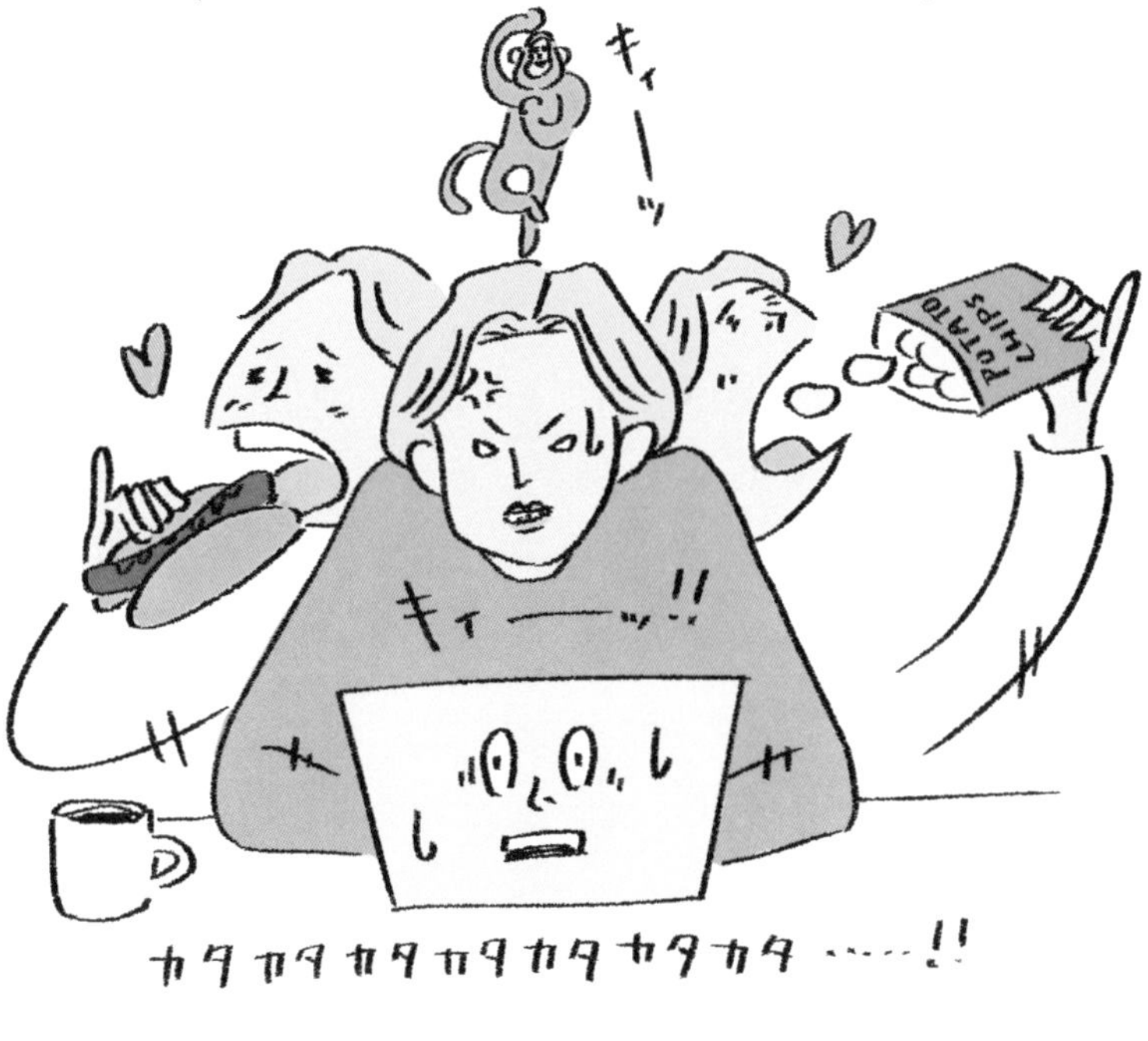

食行動から自分の心理状態をつかみ客観的に現状を見よう

「ヤケ食い」という言葉があるように、ストレスで食に走ることは誰でもあります。人間の脳は食べることで幸せホルモンのセロトニンを分泌するようにできていますから、食べることでストレス解消するのは、人としては自然な反応といえます。

ただ、その状態をくり返していると**食べ物に依存してしまい、食べるのがやめられなくなってしまう**んですね。やせられない人の多くは、このメンタルの問題が大きいんです。

食べることが悪いのではありません。自分でもコントロールできないほど、食べてしまうことが問題だと気づくこと。その点を理解して、依存症的な食行動を改善しましょう。

❶ 自己分析用の手帳を用意する

スマホのメモでも、書き込めるカレンダーでも構いません。ストレスで食べてしまったとき、**何を食べて、どんな気分になったかを書き残します**。しばらく続けていると、自分がストレス食べしてしまうタイミング、時間など過食の傾向がだんだん見えてくるはず。

じつは僕も減量しようと思ったときに、食行動の記録をとってみました。すると、毎日のようにコンビニで甘いものを大量買いしていて、それが見事に当直明けのタイミングに集中していました。疲労とストレスからの過食だったんです。

こうして自己分析すると「これは不安による食欲だ」「怒りによる食欲だ」「疲れによる過食だ」など、自分の食行動傾向がわかってきて、心をコントロールしやすくなります。

もし、もっと書けるようなら、日記のように天気や気温、湿度、食事の献立、時間などを書いておくのも有効です。気分は◎○▲×など記号で表してもOK。

手帳には、自分がワクワクすること、リラックスできることをできるだけたくさん書き出してみましょう。それをリストにし、イライラしたときに試してみてください。

❷ リラックスムードを作る

ストレスで食べてしまうことを「意志が弱いから」と責めてはいけません。苦しさ、つらさはありのまま受け入れることで、気持ちがラクになります。ストレスを感じたときは自律神経が乱れて交感神経（活動モード）が優位になるので、**副交感神経（休息モード）の**

スイッチを入れてあげましょう。

具体的には、温かい飲み物がおすすめです。ホットミルクやハーブティーでもいいし、患者さんにすすめている緑茶コーヒー（P.96）、昆布茶（P.112）も参考にしてください。お風呂で温まる、アロマオイルを使うなど、味覚以外の五感を刺激するといいですね。

3 ポジティブワードを使う

ダイエットは、新しい自分に出会うための挑戦です。ちょっとダメな自分と向き合い、なりたい自分をイメージする。

「やってみよう！」と前向きに取り組むほうがうまくいくのです。

それでも、悩みがあるとき、イライラするときは誰でも気持ちが沈んでしまいますし、「また食べてしまった…」と落ち込むこともあるでしょう。そのときは、多少過食してしまっても、自分を責めないこと。「おいしかった！　これでストレスが減ったんだからよし！」と、肯定してあげることも大切です。**反省よりも切り替え上手になりましょう。**

4 食べ方を考える

ストレスの研究で知られるスタンフォード大学のケリー・マクゴニガルは「食べたいも

のを禁止すると、1.5倍欲しくなる」という研究結果を報告しています。**「食べてはいけない」と考えるほど逆効果ですから、食べ方を考えましょう。**「午後はよく動くからケーキ1個はOK」「今日は外に出ないからケーキは半分にしよう」。こんなふうに思えるようになれば、食欲をコントロールできるようになります。

人の脳は、強いストレスにさらされるとコルチゾールというホルモンが大量に分泌されます。このホルモンは、精神面の不調を引き起こすばかりか免疫や代謝など心身のさまざまな機能に影響を及ぼします。

ムリにガマンをし続けない。厳しい食事制限をかけ続けない。ストレスと食の「負のスパイラル」にはまらないように、冷静な心を保つように日々を工夫しましょう。

まとめ

- **ストレスで食べるのは依存症**
- **自己分析して客観的に行動をふり返る**
- **リラックス、ポジティブを意識する**

CASE
02

ソース、ケチャップ、照り焼き、チーズ…。
濃い味、こってり味が大好き。
だからやせないってこと？

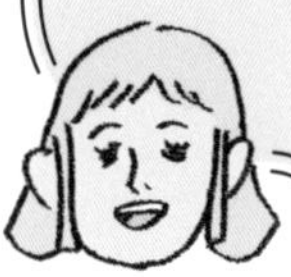

そのとおり!! 「デブ味覚」のまま
ダイエットしても
挫折するだけ。
「やせ味覚」にシフトしよう

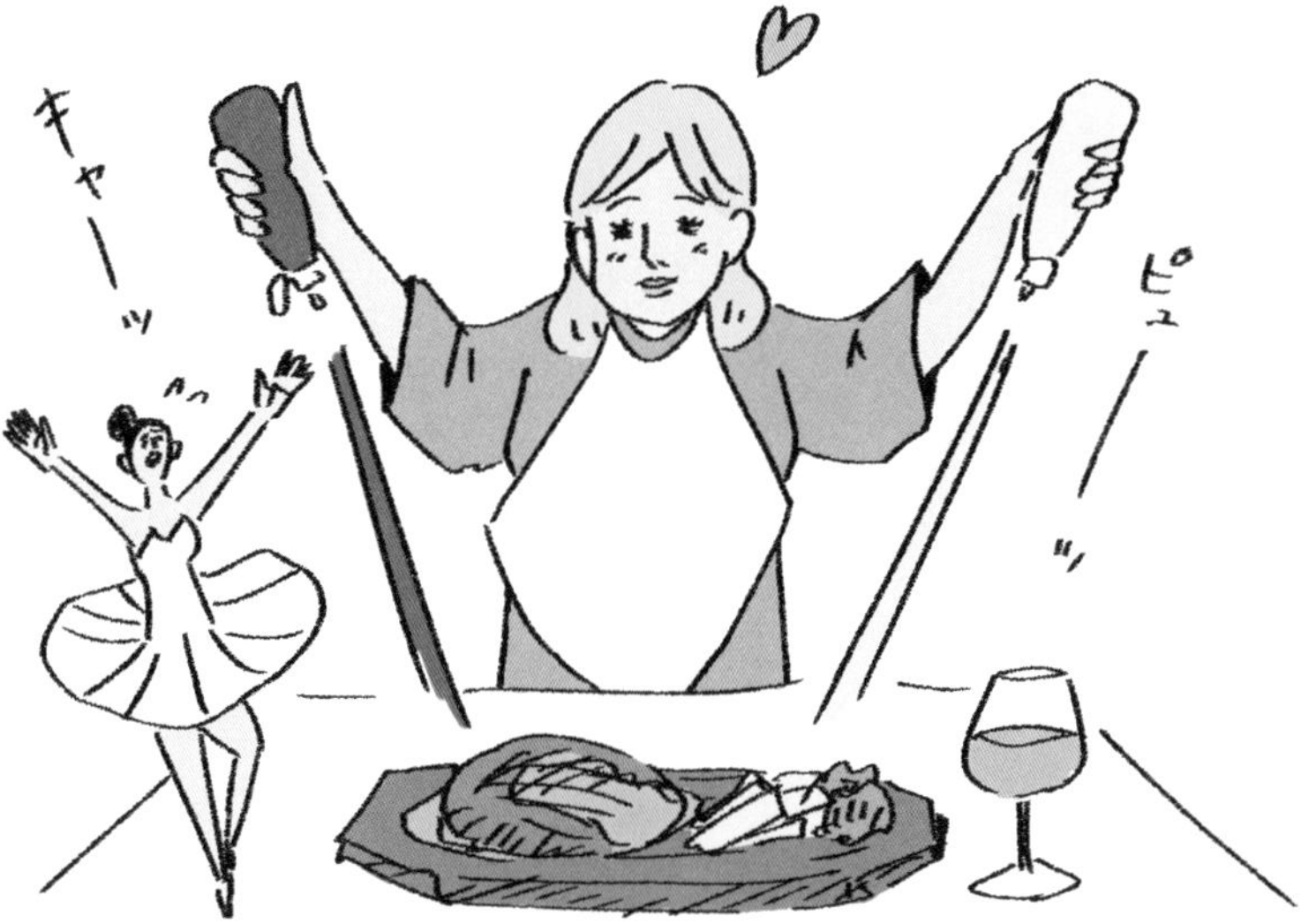

たれ、ドレッシングはいつもたっぷりかけないと気がすまない。こんな人は、舌が正常な味覚を失っています。濃い味を求めずにはいられないデブ症状が加速！

「うまみ」を活用すればデブ味覚はリセット可能！

これまで10万人以上の患者さんを診てきて、確かな結論がひとつあります。それは、**太っている人とやせている人の決定的な差は「味覚」**だということです。

やせている人は、昔ながらの和食、甘くない飲み物、さっぱりした味つけを好みます。

一方、太っている人は脂っこい料理、甘辛く濃い味つけ、糖質たっぷりの高カロリーな味が好き。この差は、単なる好みや意識の問題ではありません。習慣です。依存性の高い味ばかり食べていると舌が麻痺して、正常な味覚を失ってしまうのです。

「デブ味覚」に侵された状態でダイエットしても、まずうまくいきません。

どんなに食事を質素にしてももの足りず、遅かれ早かれ食欲は爆発。リバウンドをくり返してストレスがたまるだけです。思い当たる人も多いのではないでしょうか？

じつは僕も、かつては「デブ味覚」でした。帰宅途中にコンビニに寄って好きなものを食べたいだけ買っていましたが、結婚した妻は「やせ味覚」の持ち主でした。妻と暮らすようになり、**やせている人は、やせる生活をしている**ということが初めてわかったのです。

生まれつき「デブ味覚」の人はいません。どんな人も「やせ味覚」に戻せますが、意志の力でどうにかするのは難しい。

そこで活用したいのが、**味覚リセットの秘薬「うまみ」**です。昆布、かつお節などに含まれるグルタミン酸は、快楽ホルモンのドーパミンに近い働きをするため、満足感が得られやすいのです。肉類や魚介にも含まれるイノシン酸、干ししいたけ、乾燥のりなどに含まれるグアニル酸でも同じ効果が得られます。3章で紹介するだし汁（P.92）、昆布茶（P.112）もおすすめです。

味蕾は2週間で生まれ変わります。継続してデブ味覚から卒業しましょう。

まとめ

- **やせられないのは味覚が原因**
- **デブ味覚でダイエットすると確実にリバウンドする**
- **うまみ成分をとり続けると味覚をリセットできる**

CASE 03

そんなに食べてるつもりはないんです。
なのに、なぜかやせないんですよ。
たぶん体質だと思うんですよね

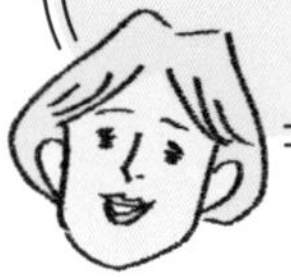

やせの大食いはいるが、デブの小食はいない!!
体重と行動をグラフ化して原因を分析しよう

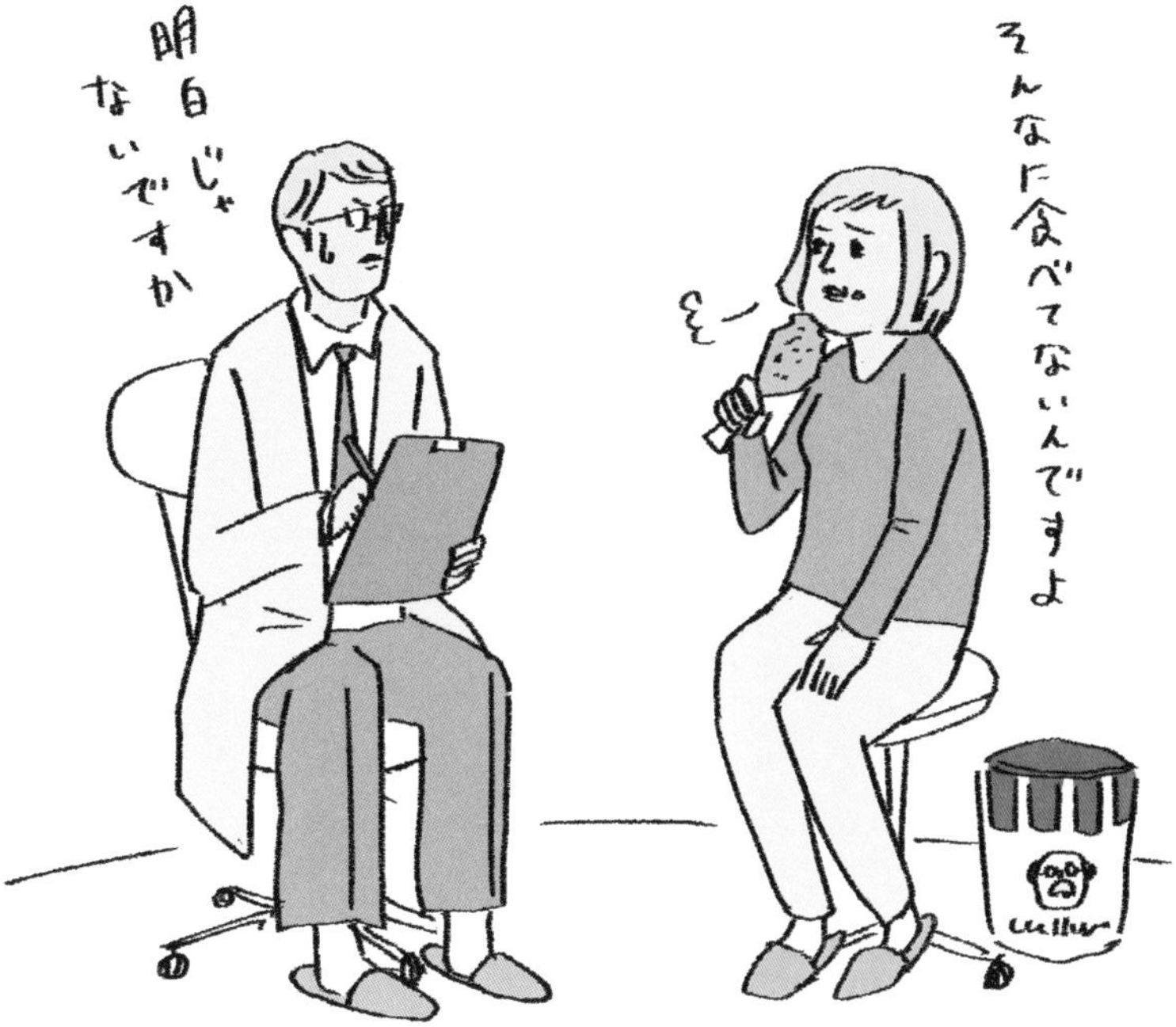
そんなに食べてないんですよ
明白じゃないですか

「なぜ太るのか原因がわからない」という人は、そもそも食べすぎている自覚がありません。その認識のずれを正さない限り、永久にやせられませんよ！

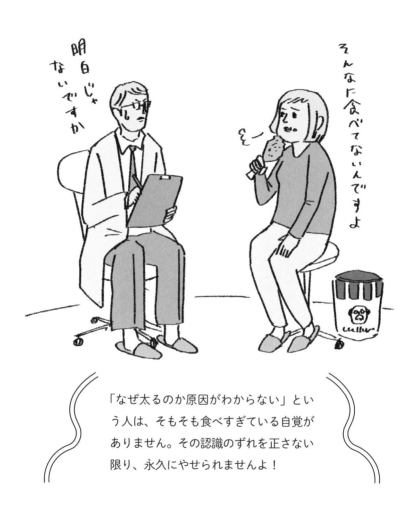

ダイエット成功には分析力が欠かせない。食べすぎのきっかけを見つけよう

ダイエット都市伝説のひとつに「水を飲んでも太る」があります。ほかに「太るのは遺伝」「食べてないのに太る」というバージョンもありますね。要するに、太るのは自分のせいではない、ということが言いたいわけです。たしかに体のエネルギー代謝は人によって違います。同じ量を食べても、太る人と太らない人がいる。これは事実。

しかし、水を飲んだら普通は汗や尿で排出され、0カロリーの水で太るはずはありません。言い訳はそのくらいにして、そろそろ気がつきましょう。

本当は食べているんです。太っている人で小食は絶対にいません!!

ダイエットでは、自分を客観的に見つめることが何よりも必要です。そこで、トライしてほしいのが**「体重の見える化」**。1日4回体重をはかって、グラフにしてみましょう。ジムに行った、友だちと会ったなどその日の出来事も併記すると、体重が増えるきっかけが見えてきます。

仕事が忙しいと太る、友だちと会うと体重が増える、お酒が入ってドカ食いするなど、**体重の変化と行動から太る原因が自己分析できる**ようになるのです。

ダイエットで挫折するのは、体重だけを気にしてしまうことが原因。数字の増減に一喜一憂していると、リバウンドしたときに自己嫌悪し、一気にやる気がなくなってしまう。グラフ化して**体重の数値と行動をセットで考えると、自分の食べグセや習慣が明確にわかる**ので、どこをどう変えればいいかわかりやすいんです。

エネルギー代謝が悪い肥満遺伝子を持っている人は、持っていない人より3倍努力しないといけませんが、呪っている暇があったら行動あるのみ。食べすぎを自覚すれば、一気にやせスイッチが入りますよ。

まとめ

- **水を飲んで太る人はいない**
- **体重をグラフにして行動を見える化する**
- **太ったときの食べ方を分析する**

CASE

04

家にいると何か食べたくなっちゃうんですよね。
グルメ番組を見てるだけで
お腹がすきます

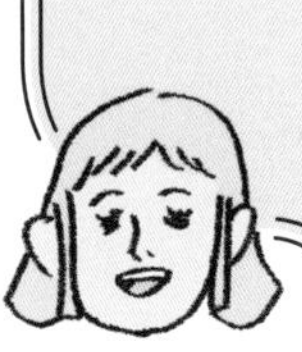

食べ物の存在を感じると
人は気にせずにいられない。
食べ物からは逃げるが勝ち！

私たちの欲望を刺激する食べ物情報は、
この世の中にあふれてます。逆にいえば、
その情報を受け取らないだけでデブ化は
防げると覚えておきましょう。

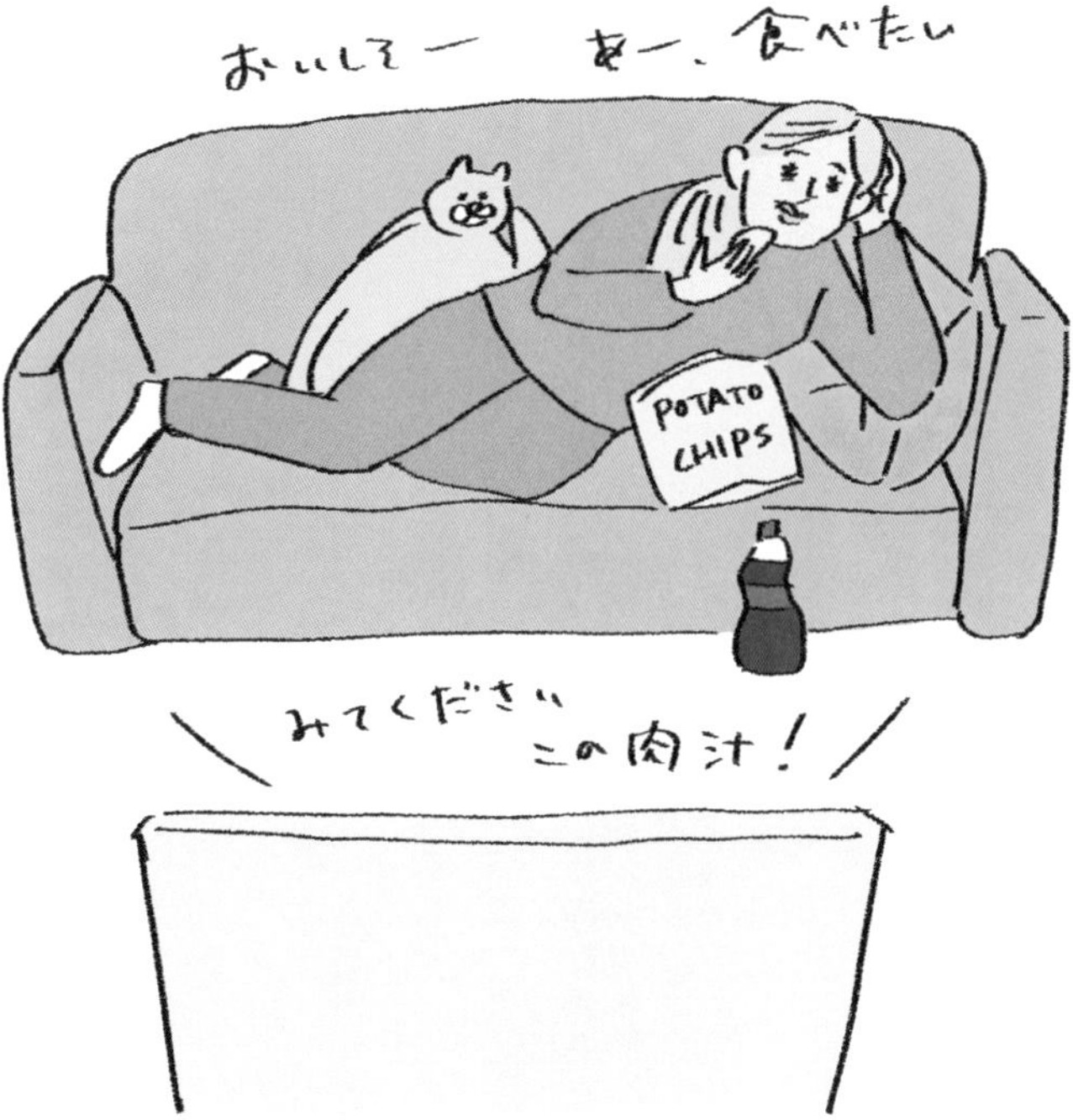
おいしそー
あー、食べたい
POTATO CHIPS
みてください
この肉汁!

食べ物との距離は遠いほどいい。必要以上に仲良くしない！

アメリカの研究者、ワンシンクが行ったおもしろい実験結果があります。16名が働くオフィスの3か所に、チョコレートの箱を30個置きました。置いた場所は「引き出しの中」「机の上」「離れた棚」です。1週間ごとに置き場を変えながら、どの場所に置いたチョコレートがいちばん食べられたかを調べたのです。その結果、いちばんチョコレートが減ったのは「机の上」でした。**もっとも目につきやすく、手が届きやすい場所にあると、人は食行動を促進されてしまう**のです。

「食べ物はできるだけ見ない」「できるだけ取り出しにくい場所に置く」。

これが、この実験結果から得られる教訓です。**見ると食べたくなるのは、脳の錯覚。**暇ができたり、ストレスを感じたりしたときに何か食べたくなってしまうのも、脳の問題。脳を暴走させないためには、食べ物と距離をとることが最善策なのです。

1 食べ物は視界に入れない

テーブルや棚に置いていたら、目につかないように扉や引き出しの中に入れましょう。

2 食べ残しはすぐにしまう

いつまでも置いているとまた食べたくなります。さっさと片づけましょう。

3 グルメ系コンテンツは見ない

「うまそ〜！」と思わせるのが相手の戦略。フード系の番組、SNSからは遠ざかって。

4 30分早く寝る

夜遅くまで起きていると、だんだんお腹がすいて冷蔵庫を開けたり、お酒を飲んだりしがち。ダラダラ起きていてもいいことはないので、**早めに横になりましょう**。布団に入ってしまえば、もうめんどうくさくて冷蔵庫まで行きません。

まとめ

- **食べ物は近くにあると食べたくなる**
- **食べ物を思い出す行動をとらない**
- **冷蔵庫には極力近寄らない**

CASE
05

目標は1か月マイナス3kg。
でもモチベーションが続かないんです。
やる気はすっごくあるんですけど～

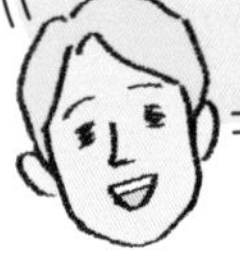

目標がデカすぎます。
「1日50gやせる」くらいの
最小目標のほうがうまくいく！

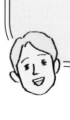

高い目標を決めて達成したとしても、生活習慣を元に戻せばリバウンドまっしぐら。ダイエットは長い目で取り組むものなので、続けられる目標を持つべき。

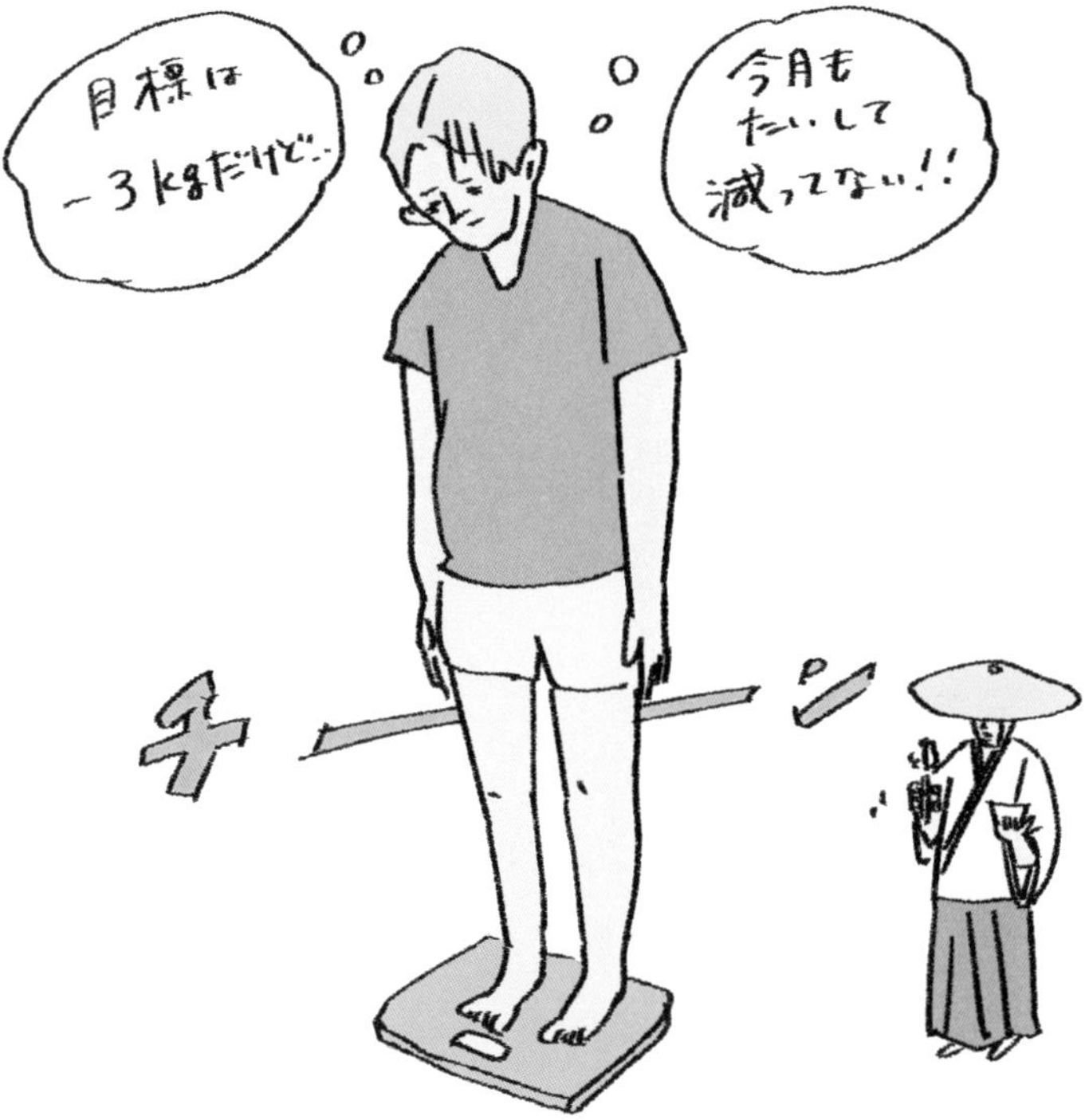

目標は
−3kgだけど…
今月も
たいして
減ってない!!
チーン

目標は1日50～100g単位で！ちょっとした息抜きも必要です

ダイエットを始めようとすると、最初は皆さんものすごく意気込みます。ダイエット外来で目標を聞くと、だいたい「1か月で3kg」「1週間1kg」など、月単位や週単位で考える人が圧倒的に多い。しかし、そこが落とし穴。時間的な猶予を設けると「明日からでいいか」と、どんどん先延ばしをする理由を作ってしまうのです。

「明日からやる」「そのうちやる」のやるやる詐欺を回避するには、**現実的に達成しやすい「1日単位」で考えましょう**。たとえば、1週間で1kgやせたいなら、1日143g。1か月で3kgなら、1日100g。もっと少なく、1日50gペースでも構いません。そのくらいのゆるい目標のほうが、じつは長続きしやすいのです。

あえて目標を決めずに「あの服を着たい」といったことでも構いませんが、数字で成果が見えると楽しいもの。少しでも減ったら大いに喜び、モチベーションにつなげましょう（体重グラフをつけると、成果が一目瞭然でおすすめです）。

体重が減らない停滞期に入ったら、**月に一度、好きなものを食べる「チートデイ」**を設けるといいでしょう。チートデイは、ダイエットに慣れきった体をだます日。ダイエットを始めると、コーヒー代やコンビニの買い食いが減って節約できますから、その浮いたお金でご褒美メニューを楽しみます。週に4回コーヒーチェーンで400円のドリンクを頼んでいたなら、1か月貯めれば6400円。ちょっとした洋服も買えますね。美容院に行ったり、マッサージをしてもらったり、リラクゼーションに使うのもいいでしょう。

首尾よく体重が減ってきたら、少しはおやつやお酒を許すこともOK。**毎日ガマンばかりでは、ダイエットは続きません。**

最終的な目標は、好きなものを食べながら体重をコントロールできる状態です。急がず、じっくり取り組みましょう。上手にガス抜きするのも、ダイエット成功の秘訣です。

まとめ

- **目標が大きすぎるとかえってやる気が出ない**
- **1日単位の小さな目標にする**
- **停滞期には好きなことでストレス発散**

CASE
06

食べる量を減らせばやせるとわかってはいるんです。
でも、目の前に食べ物がたっぷりないと
な～んか食べた気がしないんですよね

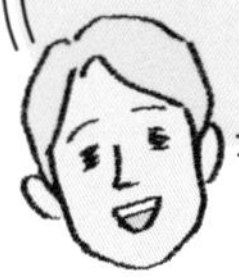

料理に集中する。
箸を置く。器を変える。
脳と目の錯覚を
フルに利用しよう！

「よく食べるね」が、ほめ言葉と思ったら大間違い！　それは遠まわしな皮肉か呆れです。ずらりと並んだ料理に幸せを感じているのは、太っているあなただけ。

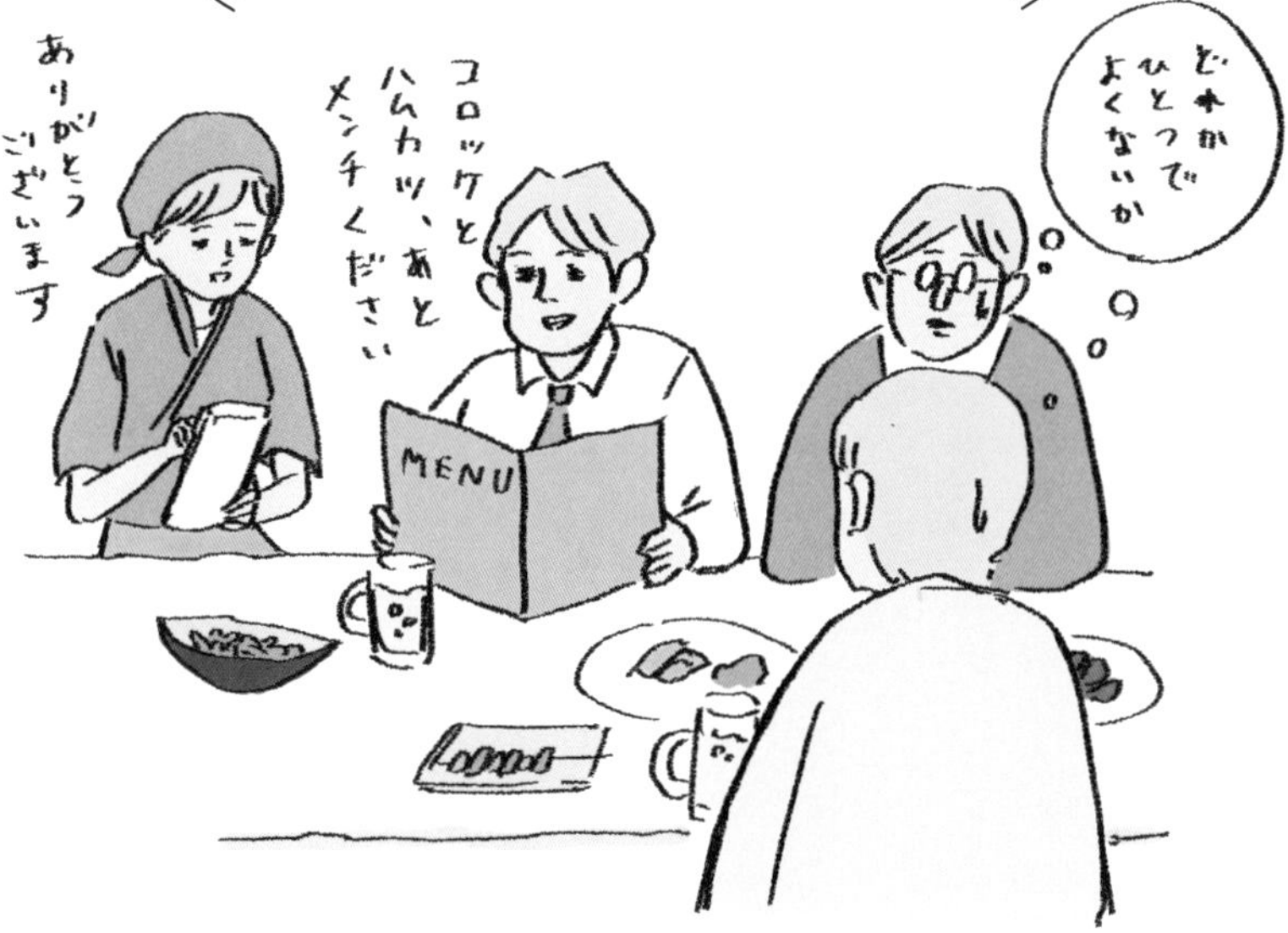
どれか ひとつで よくないか
コロッケとハムカツ、あとメンチください
ありがとうございます

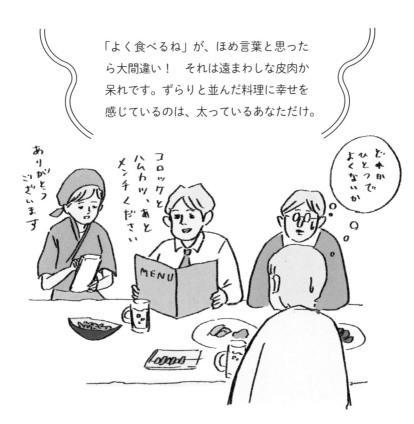

食べ物への執着は思い込み。食べ方を見直してみて

やせられない人に共通していること。それは「食に対する執着心と衝動性」です。

たとえば、飲み会ではつねにメニューを眺めて、お皿があく前にすぐ追加注文してしまう。

お昼過ぎに人と会うときは、お腹がすくことを恐れて空腹でもないのに先に食べてしまう。

食にこだわるというより、空腹に対する恐怖心がとても強いのです。お腹がすくとイライラするので、先回りして「食べだめ」してしまうんですね。


この恐怖心をとりのぞくテクニックのひとつが**「マインドフルネス・イーティング法」**、**日本語では「食べる瞑想」**です。

やり方は簡単。目の前に食べ物が来たら、色や形、匂い、ジュウジュウ焼ける音など、五感をとぎすませて料理に集中します。箸でつまんだら、食べ物の重さをしっかりと感じ、口に入れて味わいや硬さ、食感や温度を感じましょう。

口の中にものが入っている間は箸を置き、ゆっくりと咀嚼…。**今までよりていねいに**

料理を味わう。それだけで食べ物から意識がそれて早めに満腹感が得られ、自然とがっつかなくなります。

家で使っている食器もチェックしてみましょう。ご飯茶碗にもいろいろな大きさがあり、同じ量を盛っても、大きな茶碗では少なく見えてもの足りず、小さい茶碗では大盛りに見えるんです。また、大きめの器と小さめの器にアイスクリームを入れる実験では、大きめの器にするといつもより3割以上多くアイスクリームを入れていたという結果に。つまり、**容器の形で脳が騙され、入れる量が変わってしまう**のです。

脳は意外と単純です。茶碗は小さめ、グラスは細めの器を使えば、「こんなにある！」と脳が騙され、量を無理なく減らせます。

まとめ

- **目の前の料理に集中して、ゆっくり味わう**
- **口の中にものがあるときは箸を置く**
- **少ない量で多く見えるように小さな器に盛る**

CASE

07

新しいダイエット法は必ず試してみます。
けど、一瞬やせてもすぐリバウンド。
私ってダメだな…と自己嫌悪しちゃう

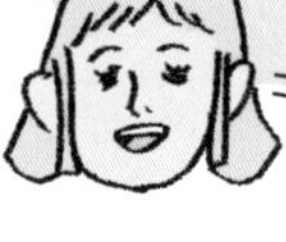

ダイエットは「3歩進んで2歩下がる」。いちいち落ち込まず、食べすぎリセット術を活用しよう

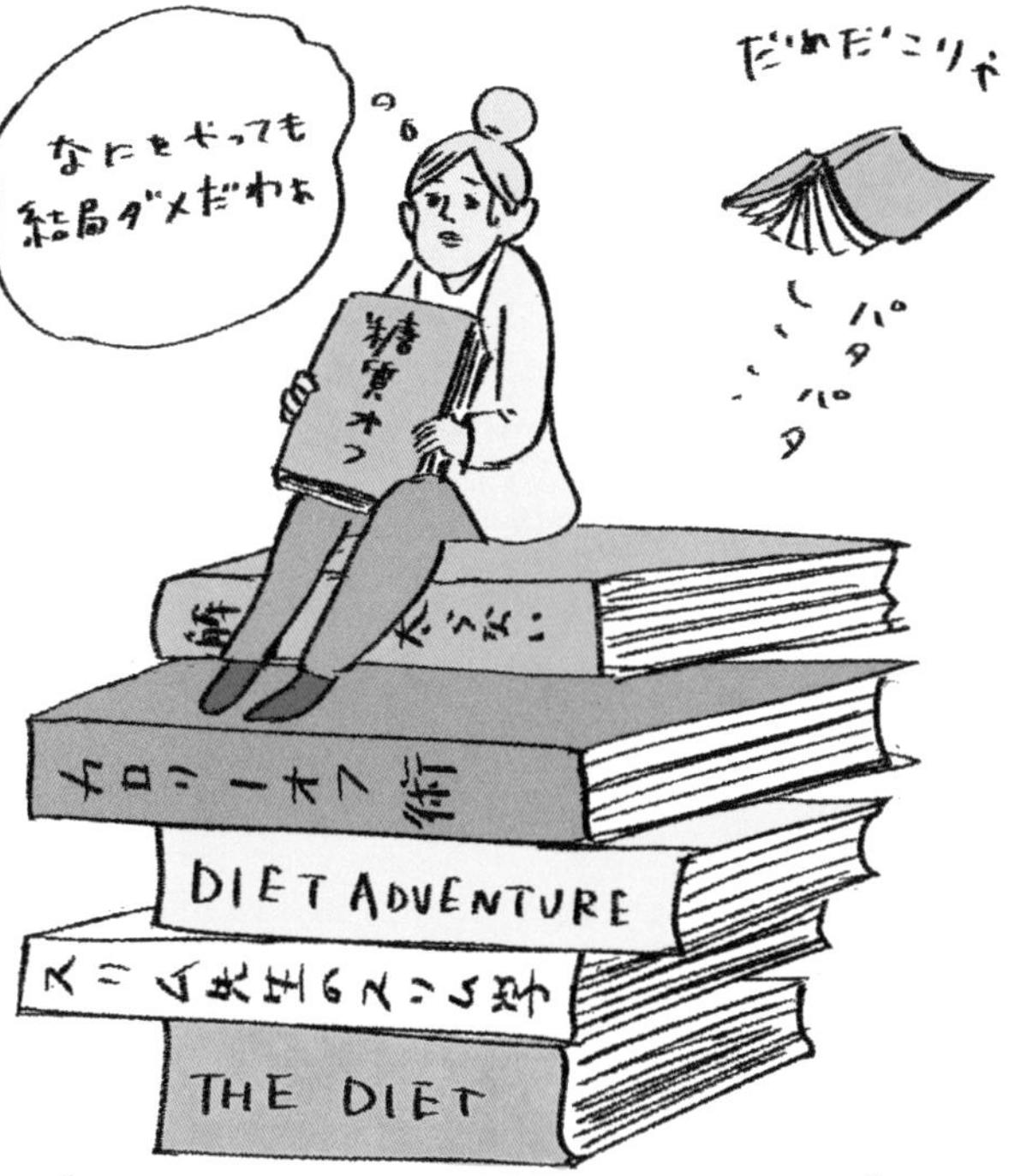

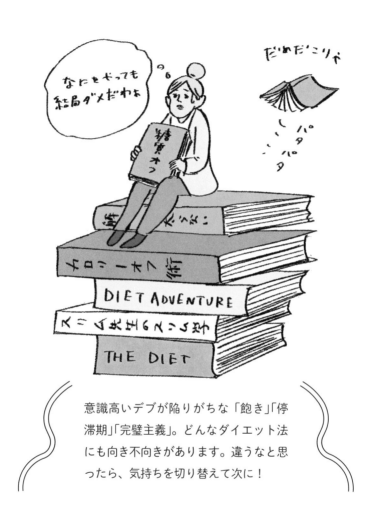

意識高いデブが陥りがちな「飽き」「停滞期」「完璧主義」。どんなダイエット法にも向き不向きがあります。違うなと思ったら、気持ちを切り替えて次に！

うまくいかなくても、あきらめない。ダイエット法は星の数ほどある！

ダイエットに挫折するのは2つ理由があります。自己嫌悪と飽きです。ガマンしなきゃいけないのに、食べすぎてしまった。何のダイエットも続かず、嫌気がさしてしまう。意志の弱さを悔やみ、いつまでもうじうじと悩んでしまう。このループに入ると、ダイエットは苦しくつらいものというイメージが固定化されるだけです。

そういう人に限って「でも」「だって」「どうせ」とネガティブワードを連発します。反論や言い訳をいくら並べても、一歩も前進できません。

大切なのは「やってもムダ」とあきらめないことです。

ダイエットって、人生といっしょで、ずっとうまくはいかない。いいときも悪いときもあり、寄り道、回り道をしながら自分に合った方法を探す旅。そういうものなんです。

自分を責めたところでやせません。ただ、ダイエットの落とし穴にはまってしまった。うまくいかないときはサッと切り替えて、明るく前向きに再トライしましょう。次にあげる方法も、気持ちの切り替えに役立ちます。

❶ 食べる順番を変えるだけ作戦

食事のとき、ご飯やパン、パスタなど、炭水化物が多いものから先に食べていませんか？ 炭水化物は食べてすぐブドウ糖に分解され、一気に血糖値が上昇して脂肪に変わりやすいのです。肥満予防には「糖質ラスト」。肉や野菜から食べ、最後に炭水化物を食べると摂取量も減らせますし、先にとったたんぱく質が糖質を燃やしてくれます。

❷ 48時間以内にリセット作戦

とりすぎたエネルギーが肝臓で脂肪に変わるまでは、48時間あります。この間に手をうてば、被害は最小限に。翌日はだし汁（P.92）や昆布茶（P.112）などを飲んで味覚をリセットし、粗食を徹底しましょう。血糖値上昇と脂肪吸収を抑えるのに、酢の物や、ヨーグルトなど乳製品もおすすめ。卵、レバーなどは糖質や脂肪の代謝を促します。

まとめ

- **ダイエットの大敵は自己嫌悪と飽き**
- **ネガティブになりそうになったら気持ちを切り替える**
- **食べすぎたときは48時間で立て直す**

CASE
08

お菓子が好きでやめられません。
「1個だけ」「ちょっとだけ」が
どうしても守れないんです

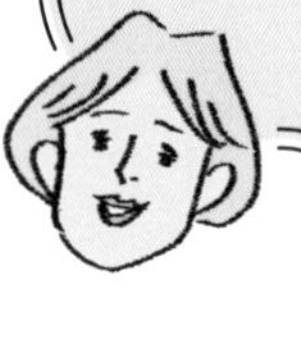

おやつはやめなくてよし！
そのかわり食べ方を変えよう。
量を工夫すれば
無理なく減らせる！

甘いものが「悪」なのではなく、食べすぎが「悪」。量を減らせば本当は食べても太りません。ただし、糖質の塊の菓子パンを食事がわりに食べるのはダメ。

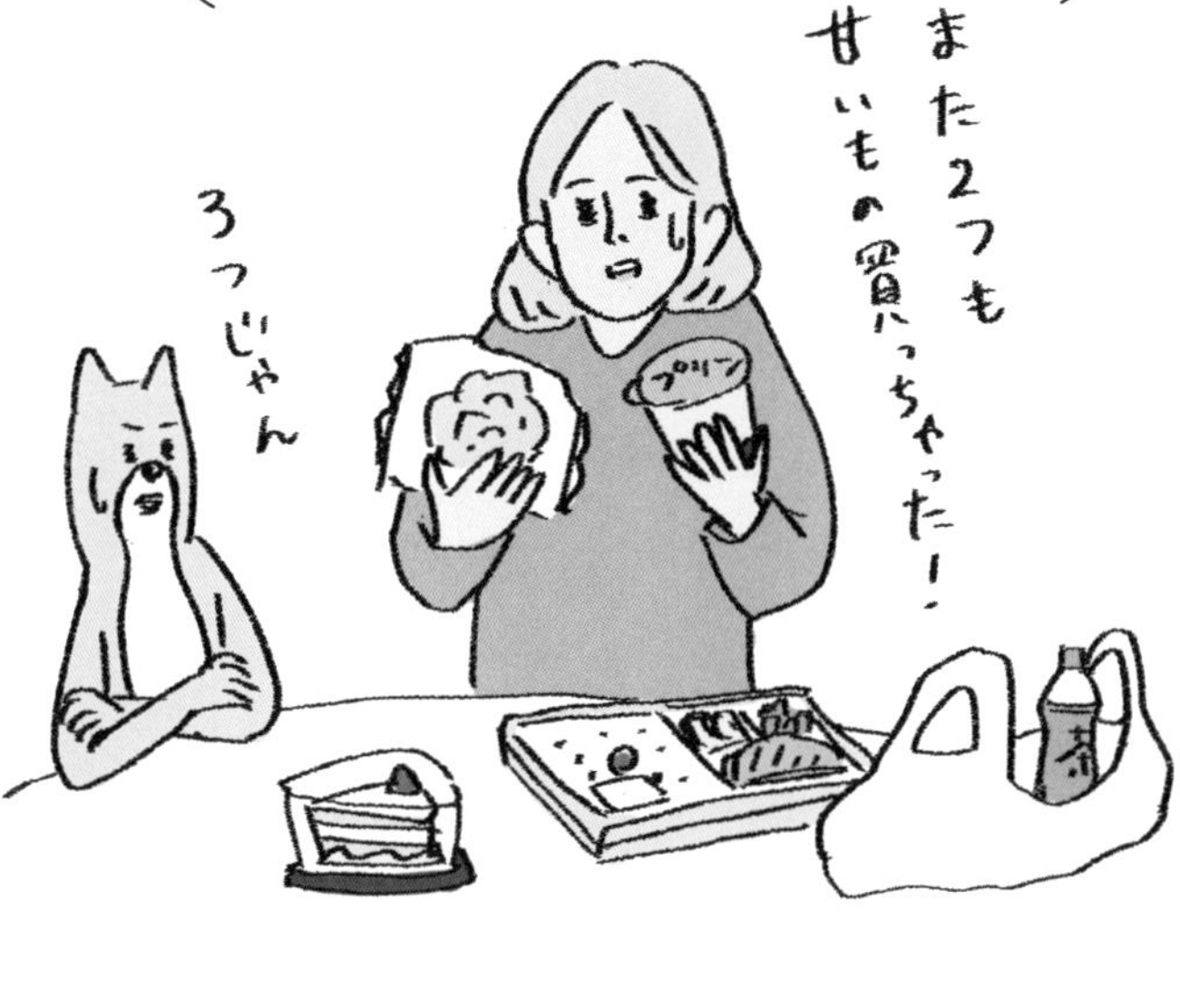
また2つも
甘いもの買っちゃった!
3つじゃん
プリン

食べたいものはガマンしない。そのかわりちょっとだけ

スイーツ好きな人にとって、いちばん苦しいのが「甘いもの断ち」だと思います。ダイエット中は、甘いものを食べてはいけない。多くの人はそう思っているかもしれませんが、大きな誤解です。もちろん好きなだけ食べたら太りますから、**太らない食べ方を覚える**。こちらの考え方にシフトしたほうが、ストレスがたまらずリバウンドしないんです。

まず覚えるべきは、量のコントロール。僕が実践しているのは「チロルチョコ作戦」です。ダイエット中に甘いものが食べたくなったら、チロルチョコしか買わない。板チョコだと一気に食べてしまうけど、チロルチョコなら小さくて包装を取るにも時間がかかるし、大人が10個買うのは恥ずかしいですから（笑）。少ない量で満たされればいいので、チョコに限らず**個包装タイプを選ぶことがポイント**です（大容量袋はダメ）。

ポテトチップスとチョコだったらどっちが太らない？　糖質とカロリーはどっちを気に

したらいい？　こういった質問も多いですが、正解は「自分が食べたいもの」です。

チョコレートだったら、甘いホワイトチョコよりはカカオ70％以上のハイカカオのほうが太りにくいし、カロリーよりは糖質を気にしたほうが血糖値の急上昇を抑える効果があります。でも、そういうメソッドは、じつは体重にさほど影響しません。

太るかどうかは、中身より量で決まるからです。

甘いものが食べたくなるのはストレス解消の意味も大きいので、気持ちも大切。

たとえばケーキが食べたいとき、低糖質のナッツを食べたとします。でもケーキが食べたいという気持ちは結局満たされていないから、あとで大きなしっぺ返しをくらってしまう。ケーキを食べたいときは、ヘタな代替えなんてせずに食べたほうがいい。

胃袋じゃなく、心を満たしてあげることが大事です。

まとめ

- **甘いもの断ちはしなくていい**
- **できるだけ少ない量で満足する工夫を**
- **迷ったらそのとき食べたいものを最優先にする**

COLUMN

睡眠とダイエットは関係があるってホントですか？

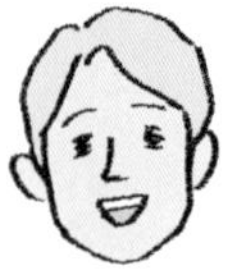

本当！寝不足になると食欲が増します！

食事に気をつけてもやせないときは、睡眠が原因になっていることがあります。カギを握るのは「レプチン」と「グレリン」という2つのホルモン。睡眠不足になると、食欲を増進させる「グレリン」の分泌を増やし、食欲を抑える「レプチン」の分泌を減らしてしまうのです。グレリンとレプチンはシーソーのような関係にあり、一方の働きが強くなれば一方が下がるので、体重コントロールのためには、しっかりと睡眠をとってレプチンも分泌させる必要があるのです。

　理想は7時間睡眠を確保したいところ。難しいという人は、睡眠の質を高めましょう。胎児のように横向きに寝て枕を抱くと、熟睡感が増すといわれています。スマホはブルーライトをオフにして、刺激をカット！

PART 3

やせ食生活編 食べ方改善でデブにさよなら！

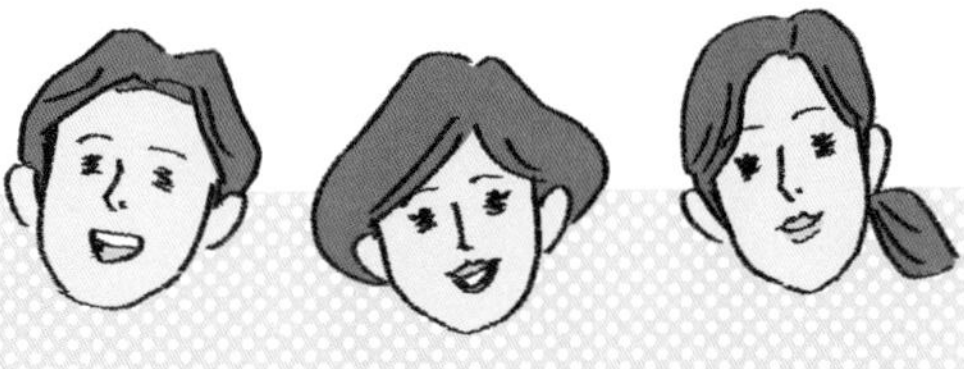

ダイエットは飽きると続かない！
そこで押さえておきたいのがやせる食事術。
食材や食べ順、飲み物、メニューなど、
目先の違うワザをたくさん持っていると
停滞期に入っても乗り切れますよ。

CASE 01

太るとわかってても、
甘いものや脂っこいものがやめられない。
しっかり濃い味じゃないとご飯がすすみません

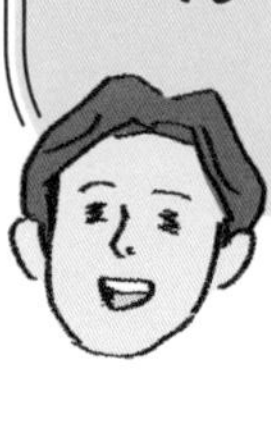

デブ味覚のリセットには「だし汁」！かつお節や昆布のうまみで「やせ味覚」になれる！

３つのうまみ素材に緑茶粉を加えた健康だしは、味覚リセットにやせホルモン分泌といいこと尽くし。複数の成分で、脳からのうまみ信号を感じやすくなります。

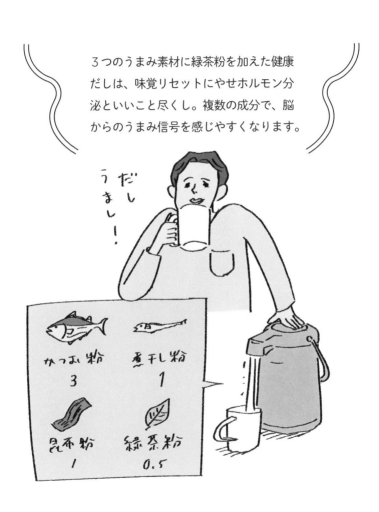

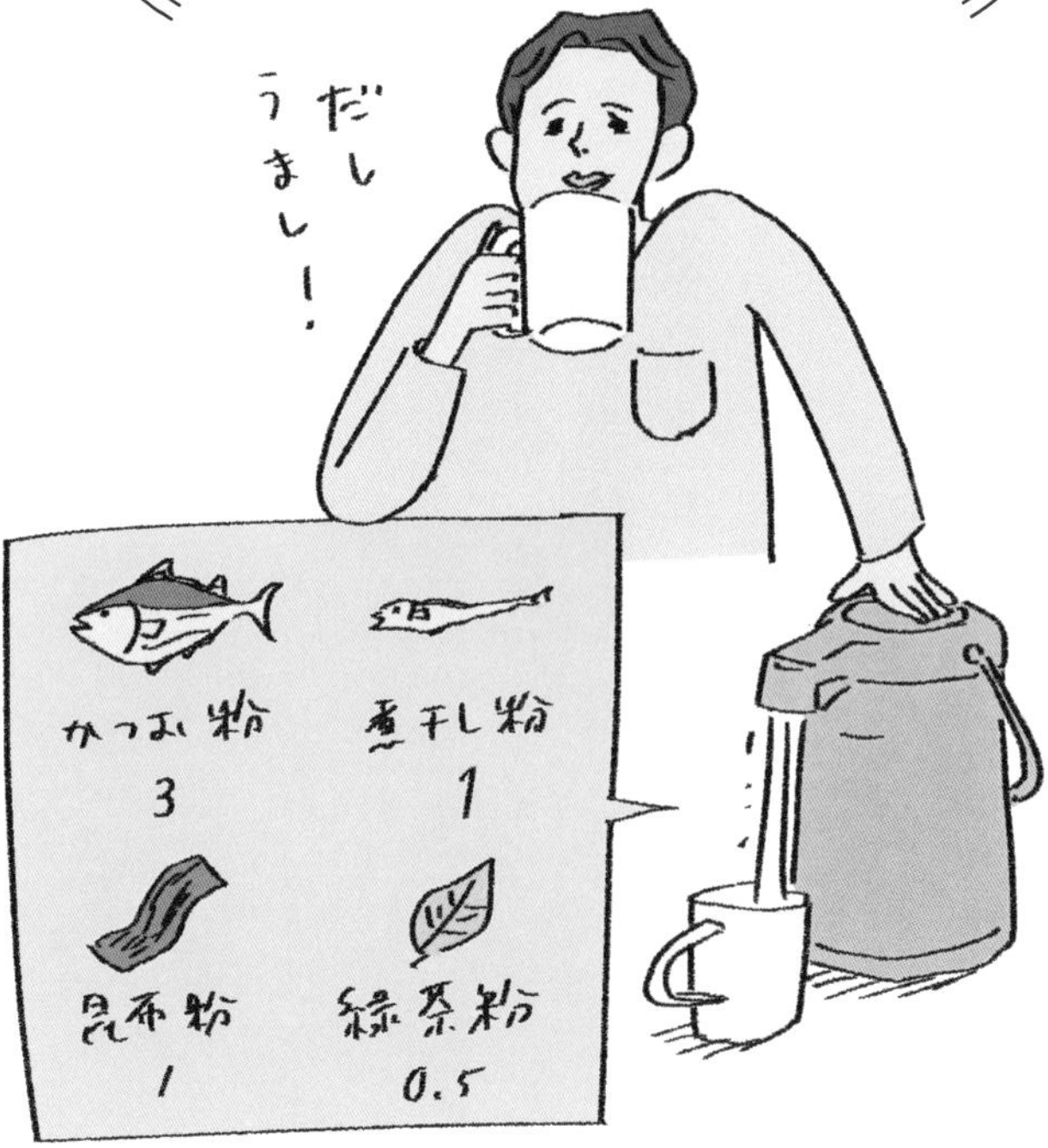
だし
うまし！
かつお粉
3
煮干し粉
1
昆布粉
1
緑茶粉
0.5

だし汁をとるだけで、太りやすい食べ物が食べたくなくなる!?

人の味覚は「甘み」「塩味」「酸味」「苦み」「うまみ」の5味があり、いちばん食事の満足度が高いのはうまみだといわれています。しかし、甘いものや揚げ物、味の濃いものを食べ続けていると味覚が麻痺し、うまみ感度が低下。依存性の高い食べ物しか欲しくなくなり、デブの道まっしぐらになります。

この味覚改善には、**うまみをたくさんとって味蕾をよみがえらせる**しかありません。おすすめは、かつお節、昆布、煮干しからとる「だし」の活用です。

だしに含まれる有効成分は、次のとおりです。

- **セロトニンをつくるトリプトファンが含まれており、交感神経の緊張をゆるめて血流の改善が期待できる。肩こりや首こり軽減や、甘いものを食べたくなる衝動が抑えられる。**
- **味蕾の細胞の新陳代謝に欠かせない亜鉛が含まれている。**

だし汁習慣を始めると、**それまでおいしいと感じていた食べ物が、くどく、たくさん食べたいと思わないようになります**。自然に健康的な食生活に変わっていくので、早ければ3日、遅くても1週間以内に効果が実感できます。

だしの作り方は簡単。かつお節3：昆布・煮干し各1：緑茶0.5。かつお節と煮干しをそれぞれラップをかけずに電子レンジにかけ、軽く水分をとばしてから残りの材料といっしょにフードプロセッサーやミキサーにかけ、粉末状にしておきます（2週間は保存可能）。お湯に溶かして飲んだり、みそ汁にしたり、ご飯やおかずにふりかけてもいいでしょう。

控えたいのは、加工食品に含まれる人工的なうまみです。食品の成分表示に「調味料（アミノ酸等）」とあったら要注意。せっかく食べている天然成分のだしの味が感じられなくなってしまうので気をつけましょう。

まとめ

- **うまみ感度の低下で依存性の高い食べ物が欲しくなる**
- **かつお節、昆布、煮干し、緑茶で味覚リセット**
- **粉末だしを毎日摂取すれば1週間以内に味覚が改善**

CASE 02

カフェインをとるとやせますか？
コーヒーが好きなので
飲むだけでやせたらうれしいな～

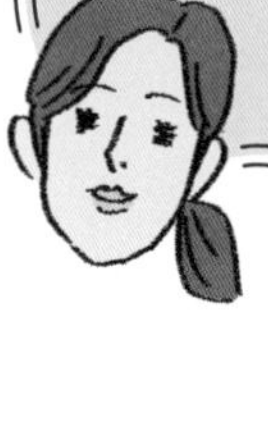

コーヒーのクロロゲン酸に やせ効果あり。 緑茶のカテキンを加えた 「緑茶コーヒー」がおすすめ！

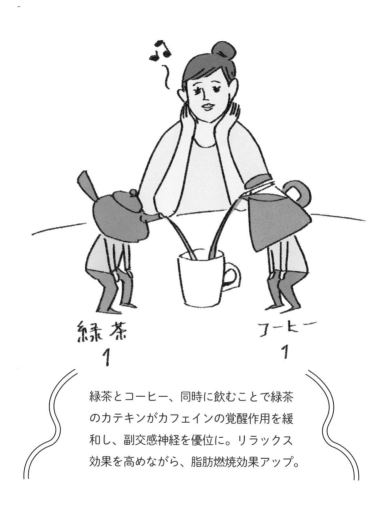

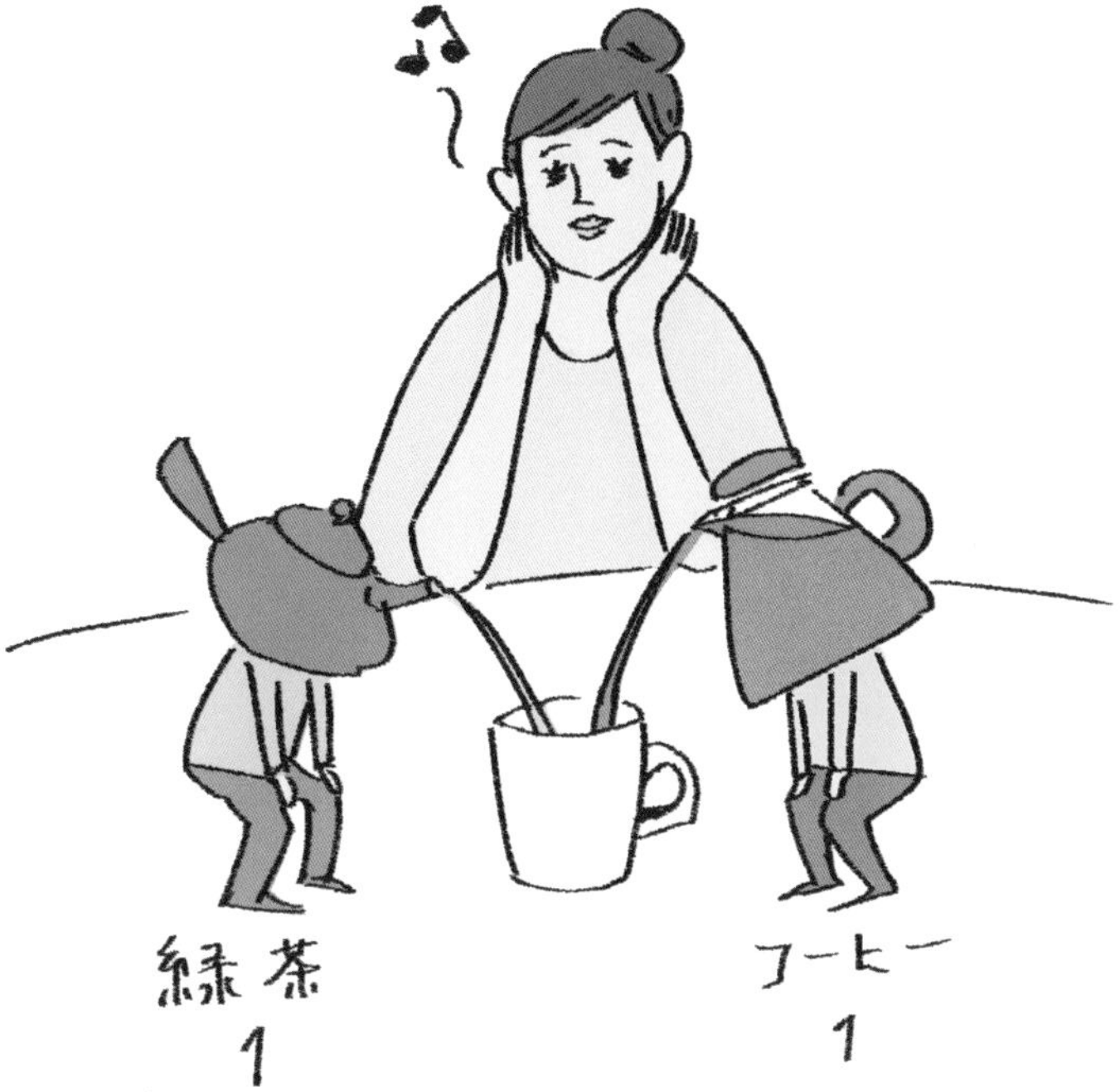

緑茶とコーヒー、同時に飲むことで緑茶のカテキンがカフェインの覚醒作用を緩和し、副交感神経を優位に。リラックス効果を高めながら、脂肪燃焼効果アップ。

1日3杯飲むだけ。「緑茶コーヒー」なら超ズボラでも結果が出る！

今から7年前、糖尿病内科の勤務医だった僕は、毎日のように患者さんにダイエットの必要性を説いていました。しかし、どれだけ理論的に正しい話をしても、実践してもらうのは難しい。誰でも簡単にできる方法はないかと考えた結果、目をつけたのが「緑茶」と「コーヒー」でした。

当時、健康効果のエビデンスが揃ってきており、**緑茶に含まれるカテキン、コーヒーポリフェノールに含まれるクロロゲン酸に脂肪燃焼効果がある**ことがわかっていました。さらにカテキンのエピガロカテキンガレートという成分は、血糖値上昇の乱高下を防ぐ効果も期待できる。ただ、緑茶とコーヒーのどちらがダイエットに向くかはわかりませんでした。

ならばいっそ、2つを混ぜた「緑茶コーヒー」にすれば、より高いダイエット効果が生まれるのではないか!?

そう信じた僕は、自分自身を実験台にして毎日飲んでみることにしました。コーヒーはブラック。緑茶はカテキンが多い煎茶を、1：1の割合で混ぜるだけです。

①1日3杯　②朝、体重をはかる。ルールはこの2つだけ。これを10か月ほど続けてみると、**90kgを超えていた体重が、まさかの60kg台にダウン。**食事をする時間も、運動する時間もとれない激務のなか、飲むだけで25kgものダイエットに成功したのです。

さっそく100人以上の患者さんにもすすめてみたところ、なんと平均1か月マイナス6.2kg。驚異的な結果となりました。

「緑茶コーヒー」はとにかく簡単で、ダイエットに向き合うつらさをほとんど感じません。

緑茶のほか、紅茶やほうじ茶、プーアール茶で試しても同様の効果が出たので、アレンジもしやすい。さらに研究を重ね、食物繊維が豊富な「おからパウダー」を混ぜてもよいことがわかりました（おからの効果はP.100で詳しく紹介しています）。

ノンカロリーで絶対に太る心配もない緑茶コーヒー、試す価値ありです！

まとめ

- **緑茶とコーヒーは合わせてとるとやせ効果が高い**
- **緑茶とコーヒーを1：1で混ぜるだけ**
- **飲むのは1日3回。毎朝体重をはかるのがルール**

CASE 03

やせられないのは
便秘症だからだと思うんです。
もっと腸内環境をよくしたい！

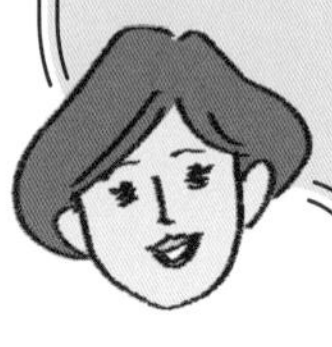

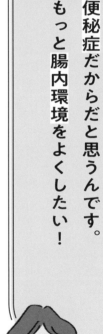

ヨーグルトの乳酸菌＋おからの食物繊維の組み合わせが最強！天然の〝やせ菌〟を増やそう

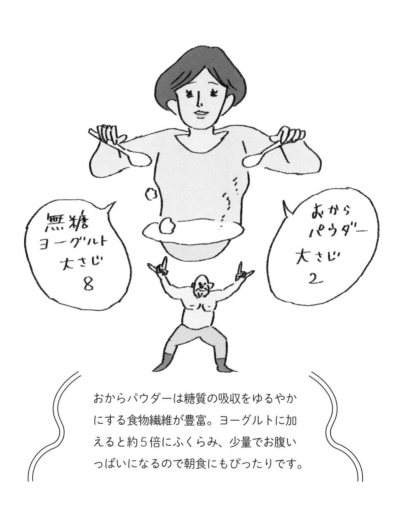

おからパウダーは糖質の吸収をゆるやかにする食物繊維が豊富。ヨーグルトに加えると約5倍にふくらみ、少量でお腹いっぱいになるので朝食にもぴったりです。

おからとヨーグルトは
やせ食材最強の組み合わせです

ダイエッターなら「おから」を知らない人はいないんじゃないでしょうか。豆腐を作ったときに残る搾りかすで、たんぱく質や食物繊維、カルシウムなどがたっぷり。便秘解消食材としてもおなじみです。このおからを粉末状にした**「おからパウダー」には、やせ食材としてすばらしい成分と効能があります。**

1 栄養豊富で低糖質

おからパウダーの不溶性食物繊維は小麦粉の約32倍。血糖値の上昇をゆるやかにし、肥満ホルモンのインスリンの分泌を抑え、余分な脂肪を吸着して便と一緒に体外に排出してくれます。100gあたりの糖質量は小麦粉の約1/35！

2 大豆たんぱく質で代謝アップ

おからパウダーのたんぱく質は、大豆由来。良質なたんぱく質で筋肉を増やし、基礎代謝を高めます。大豆ペプチドの働きで、体脂肪燃焼にも効果的。また大豆たんぱくに含まれるβ-コングリシニンという成分に、脂肪を燃焼させる働きのあるやせホルモン、アデイポネクチンの分泌を増やす作用があります。

この**有効成分を効率よくとり入れたダイエットフードが「おからヨーグルト」**です。ヨーグルトの乳酸菌は腸内の善玉菌を増やすのに役立ちますが、食物繊維と合わせることで、血液中の短鎖脂肪酸を増やしてくれるのです。

短鎖脂肪酸は「天然のやせ菌」ともいわれ、糖や脂肪の取り込みを防ぐ効果があることが最近の研究で判明しています。

おからパウダーは無味無臭でクセがなく、続けやすいのもメリット。作り方は、おからパウダー1：無糖プレーンヨーグルト4の割合で混ぜるだけ。忙しい朝はもちろん、小腹がすいたときにもおすすめ。腹もちもよく、満足感も得やすいですよ！

まとめ

- **2つの相乗効果で天然やせ菌ゲット！**
- **おからパウダーとヨーグルトを1：4で混ぜるだけ**
- **朝食のほか、おやつに食べてもOK**

CASE

04

血糖値を上げないためにベジ・ファーストを
実践しています。でも、全然やせない。
むしろ、量はたくさん食べているような？

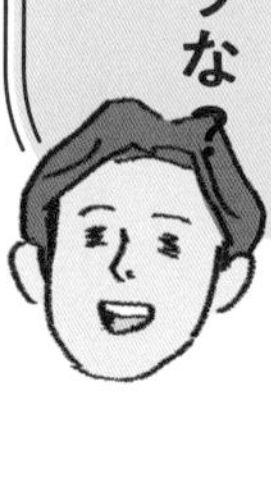

じつはミート・ファーストのほうが早く満腹感を得られて糖質中毒も抑えられる！

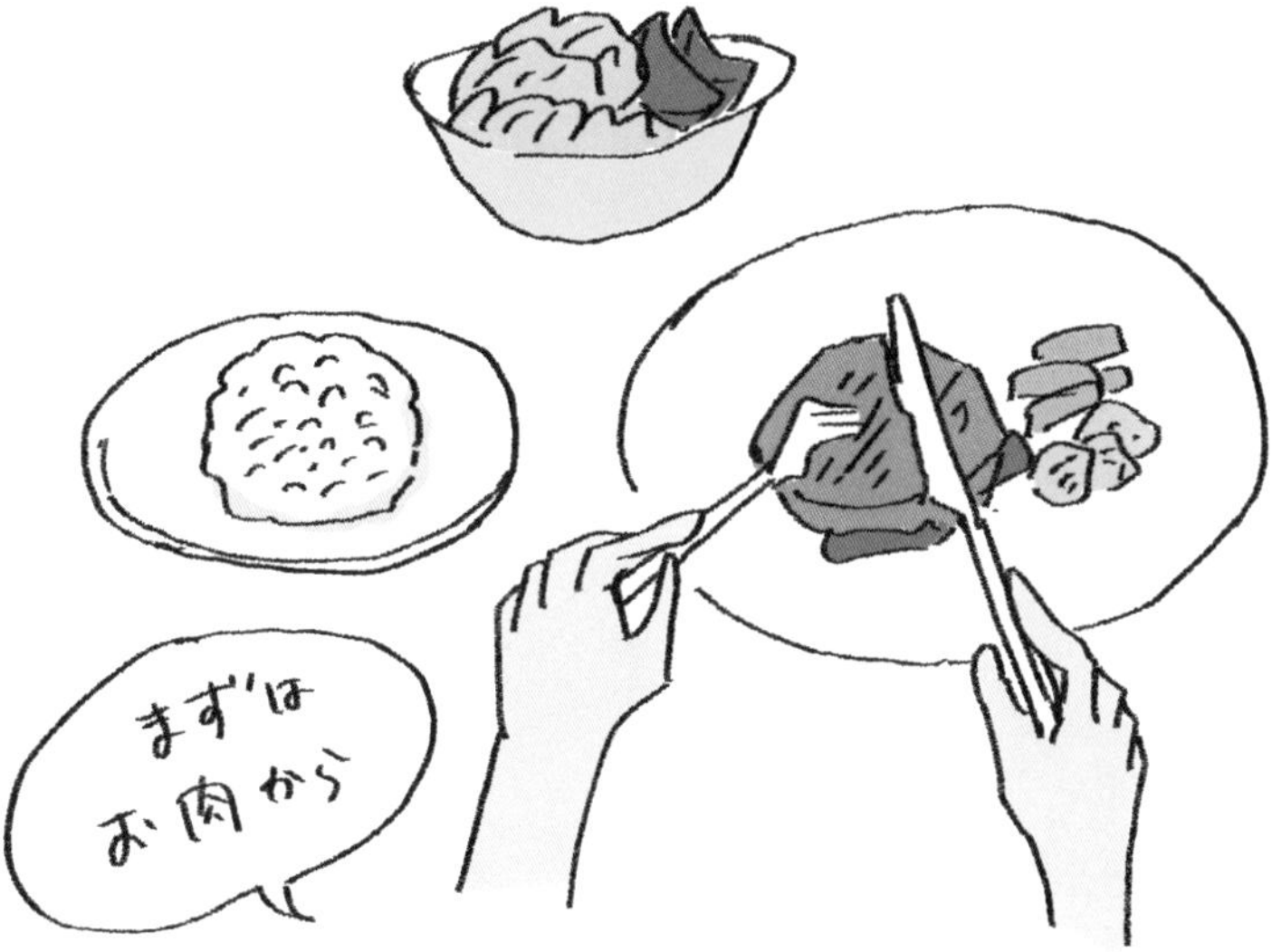

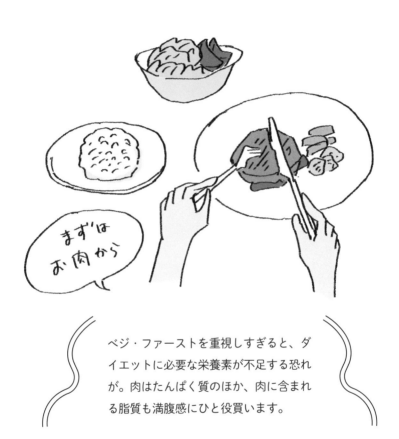

ベジ・ファーストを重視しすぎると、ダイエットに必要な栄養素が不足する恐れが。肉はたんぱく質のほか、肉に含まれる脂質も満腹感にひと役買います。

やせやすい体を手に入れるなら肉から食べよう

血糖値の急上昇を防ぐために「野菜から食べるベジ・ファーストを実践しています」という人が結構います。しかし、ベジ・ファーストで健康的にやせるかというと、じつはそうとも限りません。

とくに女性で小食の人、高齢の人は、野菜でお腹いっぱいになってしまい、肉や魚が不足しやすくなってしまう。**筋肉の材料となるたんぱく質が十分にとれないため、体重だけでなく筋肉も減ってしまう**場合がよくあるのです。

ベジ・ファーストとミート・ファースト、どちらが効果的か、僕の病院の患者さんでも実験してみました。各15名ずつで2週間試してみたところ、ベジ・ファーストを実践したグループは、体重、血糖値とも減少しましたが、たんぱく質も減ってしまいました。

一方、ミート・ファーストのグループは、体重、血糖値ともベジグループより減少したうえ、たんぱく質は増加。ダイエットに成功しながら、健康状態もよくなったのです。

「ミート・ファースト」は**最初にたんぱく源の肉を食べ、次に野菜。最後に炭水化物という順で食べる**ことが大切。肉のあとに野菜を食べることで腸内環境をととのえ、肉の消化、吸収をスムーズにしてくれます。

ミート・ファーストは、糖質中毒の人や大食漢の男性にも効果を発揮します。肉を最初に食べると、肉に含まれる脂質によって消化管ホルモンのインクレチンが分泌され、胃のぜんどう運動がストップ。インクレチンは脳の満腹中枢にも働きかけるので**「すぐお腹いっぱい」という状態になり、食欲を感じにくくなる**のです。肉は食べるときにしっかりかむので、感覚的にも満腹感を感じやすくなります。

野菜をたくさん食べることは一見ヘルシーで健康的に感じますが、かくれ栄養失調に陥る可能性もあります。ビタミンの働きは、たんぱく質がありきであることを忘れずに！

まとめ

- **ベジ・ファーストはたんぱく質不足になる場合がある**
- **肉→野菜→炭水化物の順に食べる**
- **ミート・ファーストは早く満腹感が得られる**

CASE 05

細かいことを考えるのが面倒。
てっとり早く、
やせる食材を教えてください！

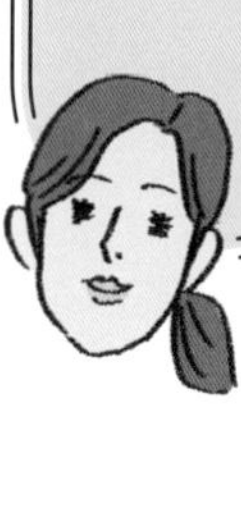

野菜、豆、もち麦、こんにゃくなど依存性が少ないものや食物繊維豊富な食材をたくさん取り入れよう

低カロリー、食物繊維の多い食材を知っておくと、食べすぎリセットに役立ちます。ほかにきのこ（とくにまいたけ）や海藻、たけのこなどもおすすめ！

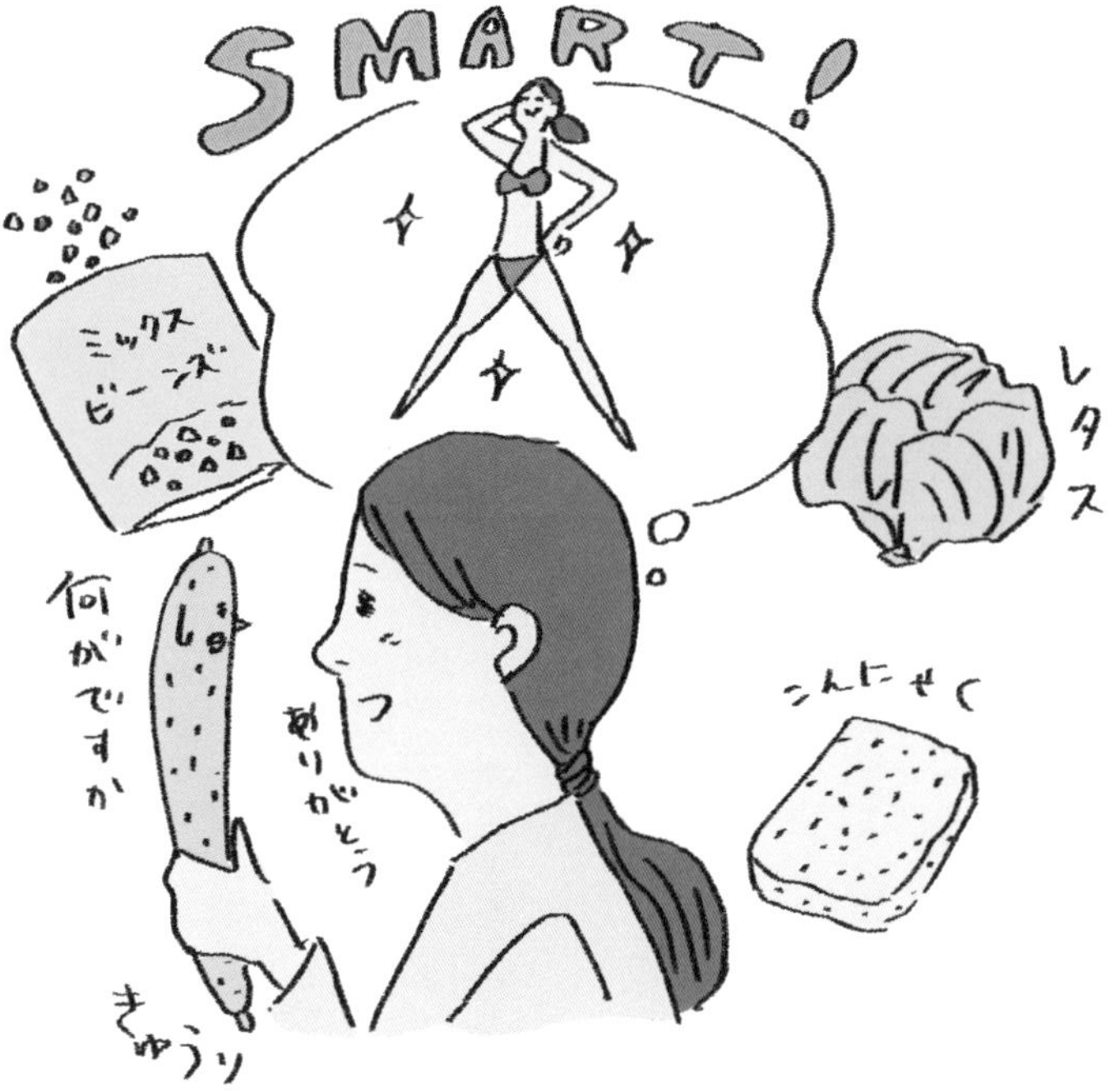

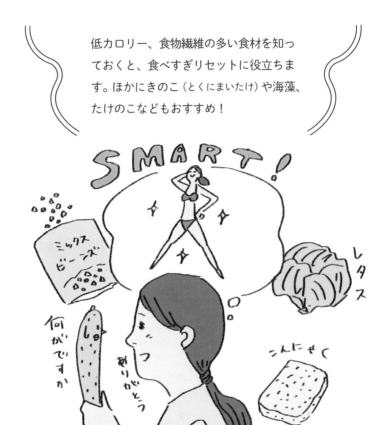

おすすめの野菜はきゅうり。低カロリー、低依存で安心

野崎洋光さんといえば、和食の世界では大変よく知られる料理人です。その方が60歳を過ぎて、ご自身の健康のために自己流のダイエットを行いました。

それが「食前にきゅうりを食べる」というメソッドです。直接ご本人に伺ったのですが、もともときゅうりが好きだったので、1日3~5本食べていたら1週間でおもしろいように体重が落ちていったとか。

じつは、このダイエット法は科学的、栄養学的にもとても理にかなっています。ダイエットのはじめに順調に体重が落ちると脳は快感を覚え、モチベーションにつながるのでやる気が出やすいんです。

また、きゅうりには**脂肪の代謝を促進する「ホスホリパーゼ」という酵素**があり、生食で食べると効率よく取り入れられるのです。きゅうりには利尿作用をもたらすカリウムも豊富。尿の出がよくなり、むくみが解消されます。

さらにきゅうりの良い点は、カロリーが1本たったの7kcalということ。これに関しては、

アメリカのミシガン大学が行った、依存しやすい食物ランキングという調査も参考になります。1位はピザ、2位チョコレート、3位ポテトチップス、4位クッキー、5位アイスクリームと、高糖質のものがずらりと並んでいますね。

対して、**依存度が低いランキングの1位はきゅうり**！ 以下、にんじん、豆、りんご、玄米と続きます。依存性は食べすぎにつながりますから、その点でもきゅうりはダイエットフードとしてとても優秀であることがわかります。

ほかにきのこ、こんにゃく、海藻、レタス、キャベツなども依存度が低くローカロリーです。毎日の食生活に上手に取り入れて、ダイエット効果を高めましょう。

まとめ

- **きゅうりには脂肪分解酵素がある**
- **ローカロリーの食材は依存性が低い**
- **生やシンプルな味つけで食べると効果的**

CASE
06

あまり自炊しないので、
飲み物でやせられるといいんだけど。
おすすめのものってありますか？

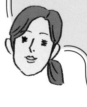

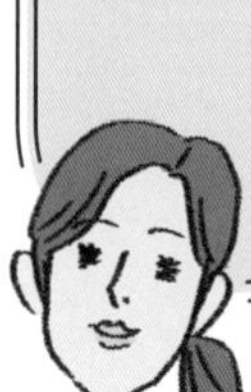

味覚リセットに役立つ昆布茶や空腹ホルモンに働くレモン水、脂質代謝促進の豆乳に注目しよう

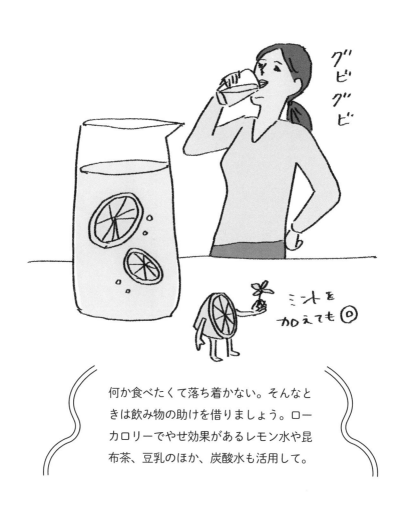

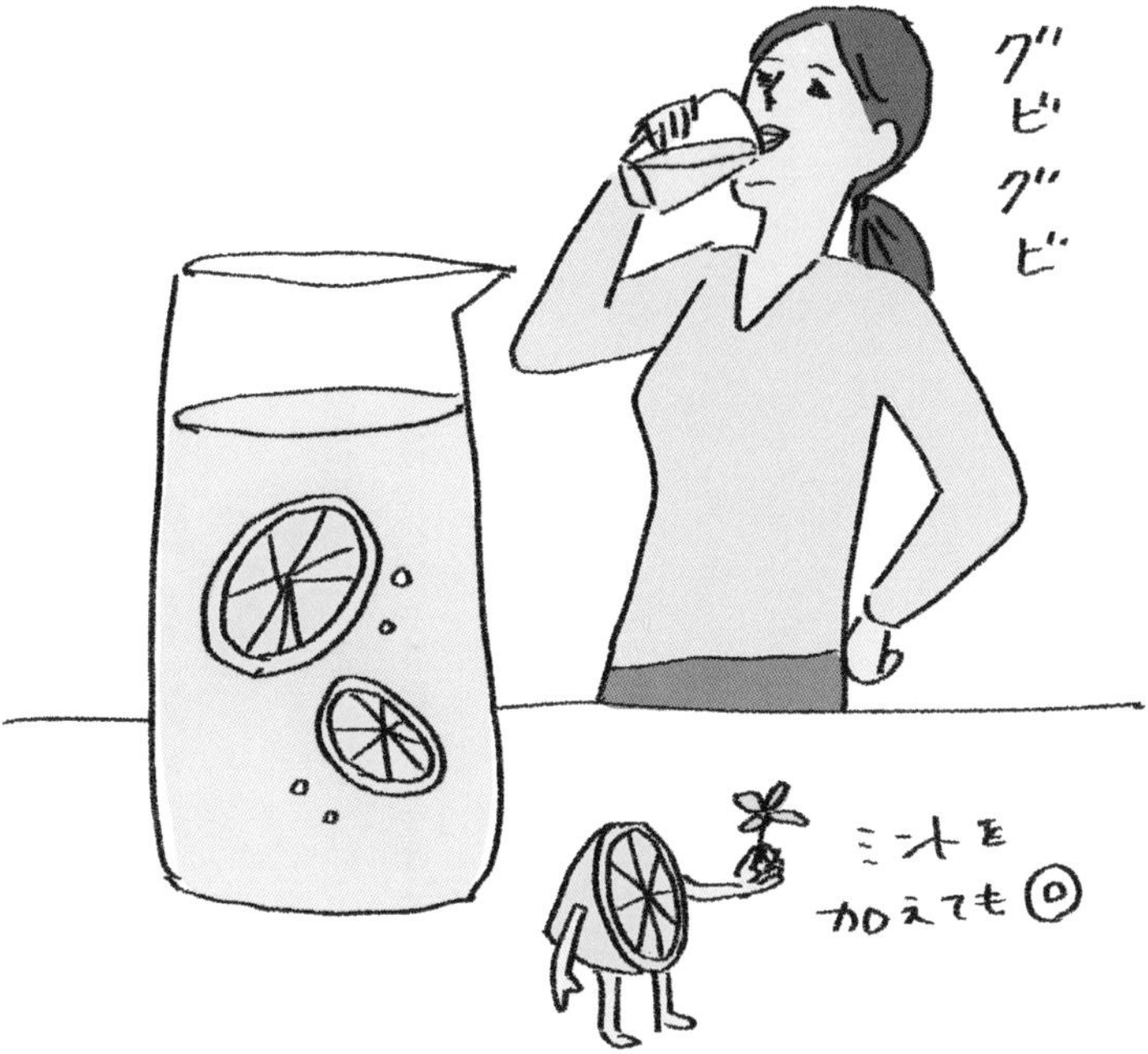

何か食べたくて落ち着かない。そんなときは飲み物の助けを借りましょう。ローカロリーでやせ効果があるレモン水や昆布茶、豆乳のほか、炭酸水も活用して。

手軽なドリンクを見逃す手はなし。積極的に活用しよう

飲み物でやせたいなんて都合がよすぎる？　そんなことはありません。**飲み物の効果も意外と侮れない**んです。手軽で続けやすい、おすすめドリンクを紹介しましょう。

1 デブ味覚改善に効く「昆布茶」

味覚リセットに効くのが、昆布に含まれるうまみ成分のグルタミン酸。朝1杯の昆布茶を2週間飲めば、デブ味覚がらくらくリセット！　昆布のヨウ素は基礎代謝アップに、ぬめり成分のアルギン酸はエネルギー代謝アップに、色素成分のフコキサンチンは脂肪燃焼を促進する作用もあります。

●**昆布茶の作り方**　だし用昆布や切り昆布など乾燥昆布50gをミキサーやフードプロセッサーで粉末状にし、ざるでふるう。小さじ1杯をコップに入れ、湯を注いで混ぜる。

2 食べすぎを抑える「レモン水」

レモンの香りや刺激は交感神経を高め、空腹ホルモンのグレリンを抑えつつ、**満腹ホルモンのレプチンの分泌を促します**。レモン摂取量が多いと、やせホルモンのアディポネクチンが活性化したり、食後に摂取すると血糖値上昇を抑えるといった研究報告も。

●**レモン水の作り方** コップの水、または炭酸水1杯にレモン汁大さじ1程度を加えて食事の20分前に飲むと、レプチンの血中濃度が高まって暴飲暴食しにくくなります。

③ ストレス買い防止に役立つ「豆乳」

買い物に行く前には、出がけにコップ1杯の豆乳が効果あり。豆乳の大豆たんぱく質には満腹中枢を刺激し、食欲を抑える働きがあります。また、豆乳に含まれる成分の**サポニンは脂質の代謝を促進**。オリゴ糖が含まれるので便秘解消にも役立ちます。

まとめ

●**おすすめは昆布茶やレモン水、豆乳。いつでも飲めるように家に常備しておこう**

CASE
07

バランスのいい食事がやせるっていうけど、
組み合わせが難しい。
具体的にどんな内容がいいんですか？

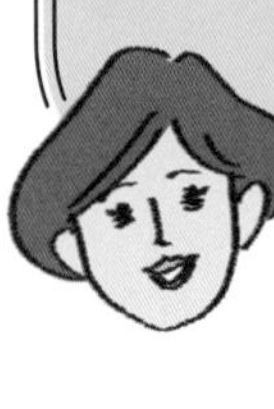

キーワードは「1975年の家庭食」。シンプルな味つけの和食を食べていれば間違いなし！

糖質、脂質、たんぱく質、ビタミン、ミネラルの５大栄養素がまんべんなくとれるのが理想の食事。コンビニを利用するときも、これを意識して選びましょう。

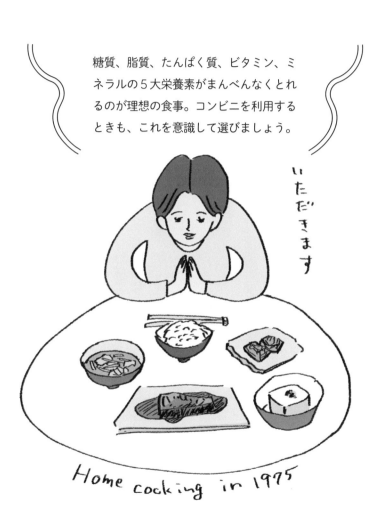

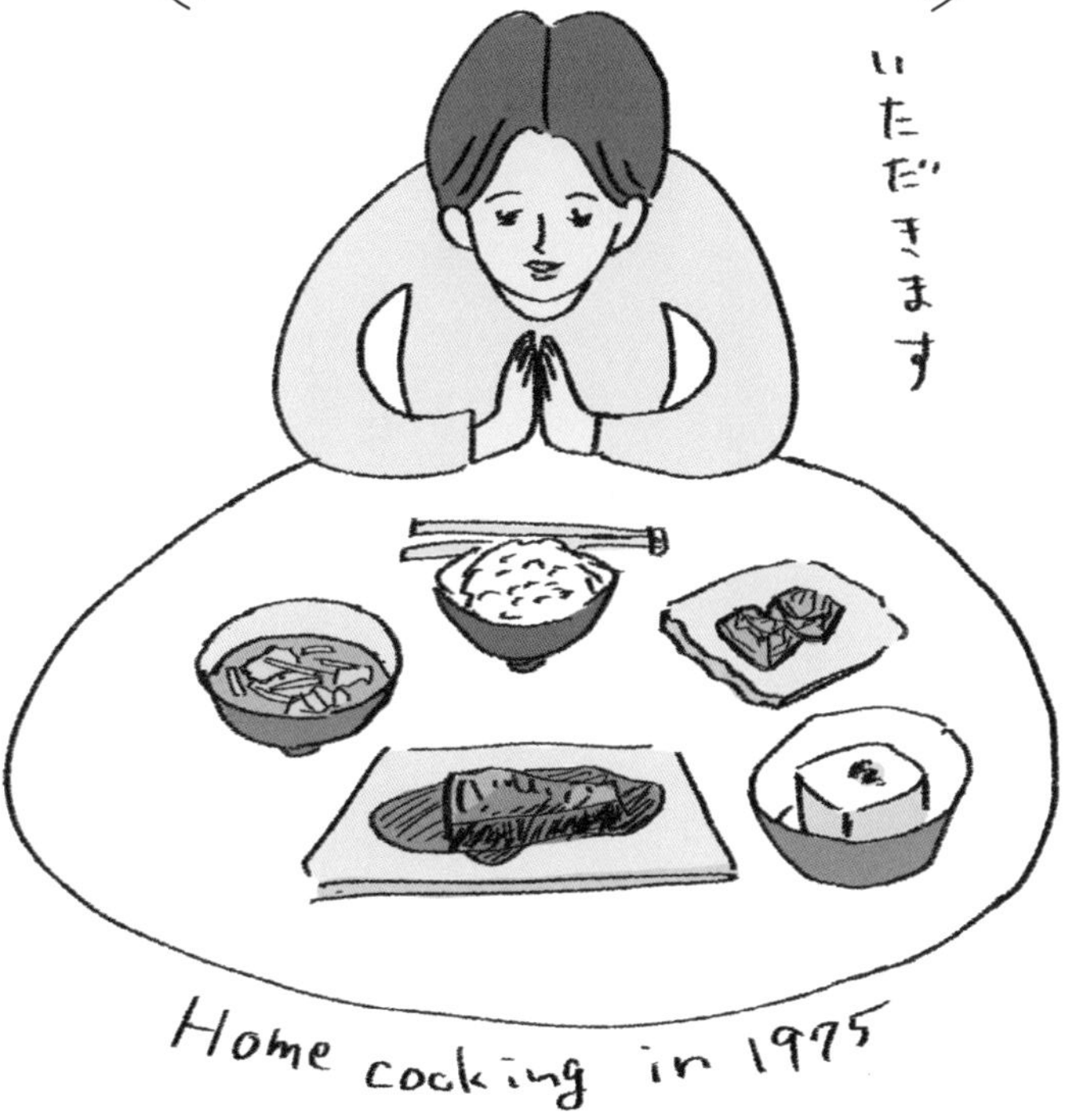

一汁三菜の昔ながらの和食がダイエットに役立ちます

カレーライス、ハンバーグ、餃子、炒めものなどバラエティに富む日本の食卓ですが、1975年（昭和50年）の家庭では、昔ながらの和食がメインでした。

たとえば朝食はご飯とみそ汁、卵焼き、納豆、煮もの。昼ごはんはうどんと果物、夜はご飯とすまし汁、さばのみそ煮、かぼちゃの煮もの。伝統的な和食に少し洋食を取り入れ、味つけはだしや発酵調味料が中心。味も、今より薄かったと考えられています。

じつは**この時代の日本人は、今よりずっとやせていました**。当時、肥満だった人は成人男性では17％ですが、2005年では約30％と倍近くにも増えているのです。

その原因が食生活にあったことは、東北大学の研究で明らかになりました。この時代の家庭料理は肥満を抑制し、脂肪肝や2型糖尿病、認知症を予防することが判明。軽度肥満者がこの「1975食」を摂取した場合、BMIの低下、悪玉コレステロールや血糖値を低下させる効果もあったのです。

内容、量ともに理想的な「1975食」の特徴は、**一汁三菜を基本としながら、さまざまな栄養素がバランスよくとれている点**です。主菜で動物性たんぱく質、副菜の野菜やきのこ、海藻でミネラルやビタミンをとる。特定の食材に偏らず、少しずついろいろなものを食べると栄養の吸収効率もよく、やせやすい体になるのです。

食材の彩りもポイント。白はご飯、じゃがいもなどの炭水化物、緑、黄色は野菜、大豆や卵黄、みそ。赤はトマトやにんじん、まぐろ。黒は海藻やごま、ごぼうなど、4色をまんべんなく揃えることで、栄養的にも過不足ないバランスになります。

糖質制限ではご飯は悪者で、ご飯が好きな人には続けにくい部分がありますが、「1975食」は茶碗一杯普通に食べられるので、ストレスがたまりにくいのもよい点。好きなものをおいしく適度に食べられる「1975食」。今こそ見直すチャンスです。

まとめ

- 1975年の日本人は今よりスリムだった
- 和食＋少しの洋食が健康的
- 4色揃うと栄養バランスがとれる

CASE
08

糖質オフ以外に、
知っておくと役立つダイエット法は
ありますか?

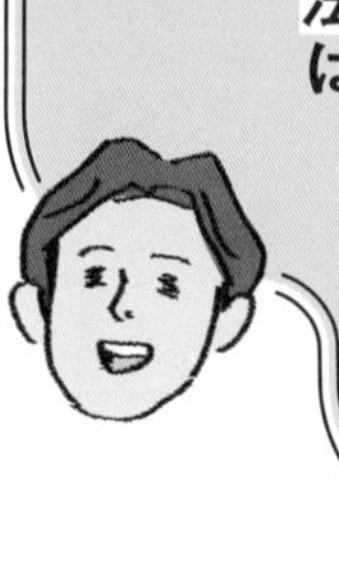

アメリカ発、高血圧予防の「DASH食」にはやせるメソッドがたくさんある

太っている人は血圧も概して高め。DASH食を取り入れれば、内臓脂肪減少と高血圧改善、Wの健康効果が得られます。メタボ予備軍もぜひ参考に。

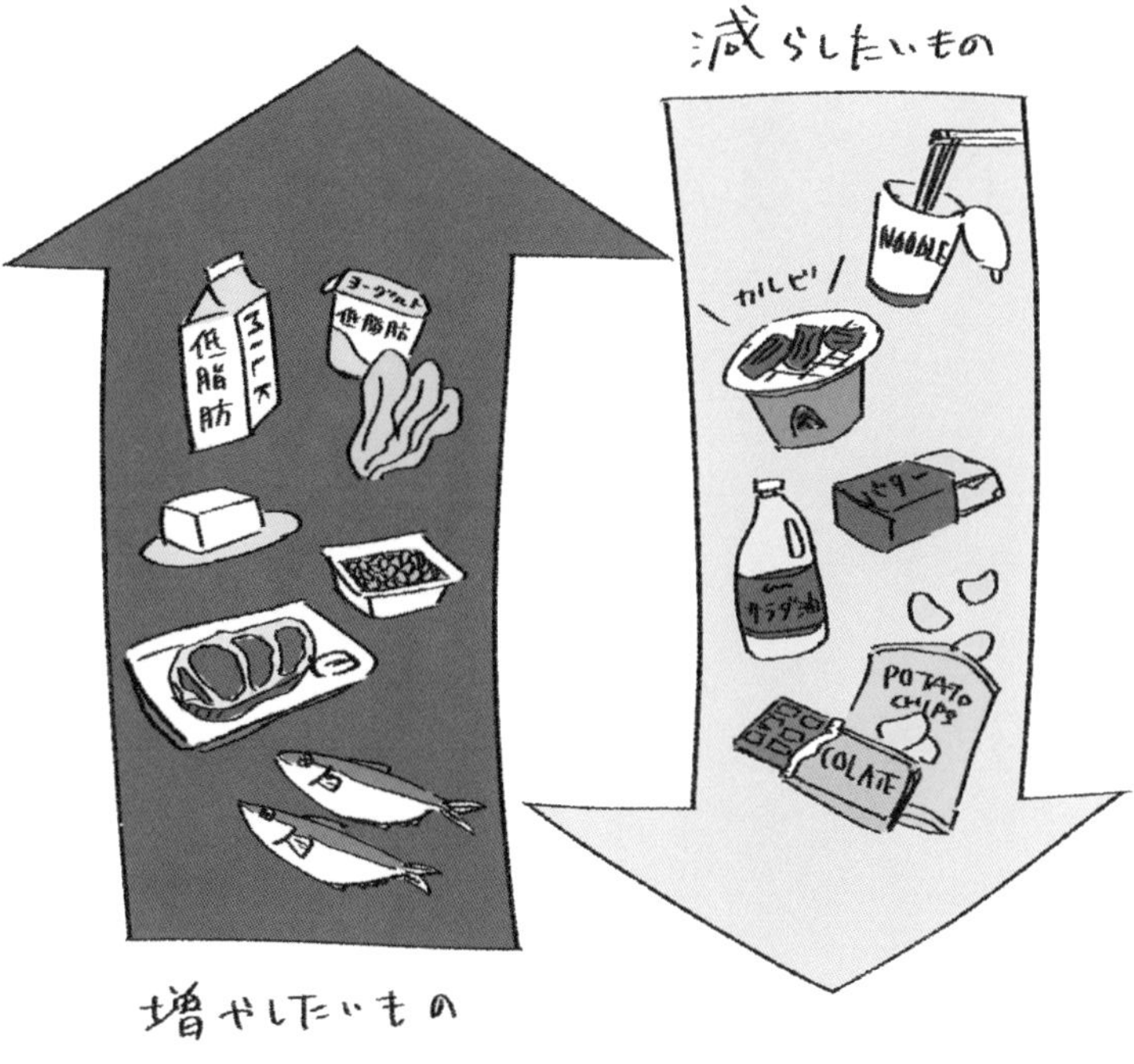

体にいい食べ物を増やすDASH食で肥満も高血圧も解消！

肥満と高血圧は相関関係があるとされていますが、高血圧に注目した食事療法「DASH食」が近年注目を集めています。DASH食を提唱したのは、米国立衛生研究所。1997年に初めて降圧効果が証明され、2009年からは日本高血圧学会の治療ガイドラインでも紹介されるようになりました。実際にDASH食を続けた人は、8～24週間でほかの低カロリーダイエットより体重の減少率が多かったという報告があります。

DASH食は、大きくいうと「低脂質・低カロリー」が基本。血圧に影響を与える加工食品、全脂肪乳製品、植物油など酸化した油、脂肪の多い肉、過剰な砂糖などを減らし、野菜、海藻、無脂肪乳製品、大豆製品、赤身の肉や青魚など、ミネラルや食物繊維の多い食材を積極的にとることをすすめています。

注意点としては、日本の果物は糖度が高いものが多いので食べすぎないこと。また、アメリカでは「主食」という考え方はありません。肉や魚はメインで、ご飯、パンは副食。

そのように考えて、肉や魚などたんぱく源をしっかり食べるようにしましょう。

DASH食では、低脂質の乳製品もおすすめです。なぜなら、**高脂肪食を続けると腸内環境の悪玉菌が「太らせ菌」となって増加**することがわかっているからです。ヨーグルトなどに含まれるビフィズス菌で善玉菌を増やすのですが、ビフィズス菌のえさになるオリゴ糖として、はちみつやきな粉を加えるのも効果的。

低脂質のたんぱく質は鶏ささみ、えび、豚肉ならヒレ部分などがあり、食物繊維が豊富な食材としてはさつまいも、きのこ、こんにゃく、海藻などがあります。また、内臓脂肪を減らすといわれるβ-グルカンを含むもち麦やきくらげもおすすめです。汁ものに加えるなど、いろいろな食べ方でとり入れてみましょう。

まとめ

- **低脂質・低カロリーで血圧も体重も減少**
- **ご飯、パンは副菜と考える**
- **ビフィズス菌の摂取で善玉菌を増やす**

COLUMN

薬でやせたい。なんて言ったらムシがよすぎますか？（笑）

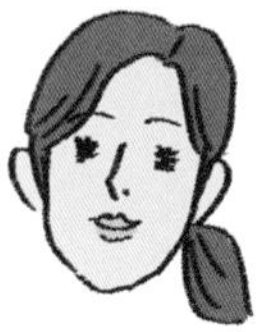

漢方薬のなかにはやせるホルモンに作用するものがありますよ

ダイエットに役立つホルモンはいろいろな種類があるのですが、なかでも注目されているのが「アディポネクチン」と呼ばれるホルモンです。筋肉内の酵素を活性化し、糖や脂肪をエネルギーに変えて消費を促すなどさまざまな働きがありますが、このホルモンを増やすといわれるのが「黄耆（オウギ）」という生薬。人参養栄湯という漢方に含まれています。

人参養栄湯は、もともとは抗がん剤の副作用の軽減などに利用されてきた薬で、効果、効能が非常に多彩なことで知られています。含まれる生薬は12種類。そのなかの「陳皮（チンピ）」「茯苓（ブクリョウ）」「甘草（カンゾウ）」

人参養栄湯には生薬が12種類も！

- 人参（ニンジン）
- 当帰（トウキ）
- 芍薬（シャクヤク）
- 地黄（ジオウ）
- 白朮（ビャクジュツ）
- 茯苓（ブクリョウ）
- 桂皮（ケイヒ）
- 黄耆（オウギ）
- 陳皮（チンピ）
- 遠志（オンジ）
- 五味子（ゴミシ）
- 甘草（カンゾウ）

には、ダイエットに不可欠なやる気をコントロールする神経伝達物質「オレキシン」の分泌促進も期待されています。

筋力アップに役立つ生薬が多いのも、人参養栄湯の魅力。「人参（ニンジン）」「白朮（ビャクジュツ）」は筋力の低下を改善し、「五味子（ゴミシ）」は筋肉量アップとエネルギー代謝を改善する効果があるといわれています。

僕は内科医のほか漢方医としても診察しているので、ダイエット外来の患者さんにも処方していますが、評判は上々。漢方といってもサプリメントのように普段使いできる漢方で、副作用などもほとんどありません。ドラッグストアでも気軽に購入できる値段ですので、興味がある人は試してみてもいいでしょう。僕も自分でダイエットするときは、この人参養栄湯を頼りにしています。食生活の見直し＋漢方は最強コンビと信じています。

今度こそ〝やせたい〟皆さんへ

医療の世界では、がんや糖尿病など難病の治療術の研究が次々とすすみ、進化しています。しかし、肥満の患者さんは一向に減りません。それどころか、増える一方です。なぜなら、肥満という病態は医学的、科学的要素だけでなく社会背景も関係しているからです。

たとえば、食品業界や外食産業は多くの人に売りたいですから、あの手この手でおいしそうなもの、クセになってしまうものを出しますよね。CMも、いかにも食欲がそそられる映像で刺激してきたり、「コンビニのスイーツ最前線！」のように興味をそそられる情報番組も作られる。現代人は、意図せず食に依存しやすい環境に身を置いていることを自覚しなくてはいけません。

そんななかでダイエットを成功させるには、一にも二にもマインドチェンジです。生活習慣やストレスを見直し、食行動を変える。

この本で紹介したメソッドは太りやすい行動を減らす予防術なので、難しいことはほとんどありません。ひとつでも気になった項目があったら読み、できることから試していくだけで気持ちが前向きになるはずです。

人間の細胞は日々生まれ変わっています。

「今からじゃもう遅い」「何度頑張ってもムリ」なんて、あきらめる必要はありません。自分の修復力を信じれば、必ず本来の健康的な体形が取り戻せます。

工藤孝文

STAFF

ブックデザイン　南 彩乃（細山田デザイン事務所）
取材・構成　坂本典子・佐藤由香（シェルト*ゴ）
校閲　滝田 恵（シェルト*ゴ）
イラスト　高柳浩太郎
編集　束田卓郎

10万人《まんにん》がやせた
今日《きょう》からできる
神《かみ》やせ習《しゅう》慣《かん》

著者　工藤孝文
編集人　束田卓郎
発行人　倉次辰男
発行所　株式会社 主婦と生活社
〒104-8357　東京都中央区京橋3-5-7
https://www.shufu.co.jp
編集部　tel:03-3563-5129
販売部　tel:03-3563-5121
生産部　tel:03-3563-5125
製版所　東京カラーフォト・プロセス株式会社
印刷所　大日本印刷株式会社
製本所　株式会社 若林製本工場

ISBN978-4-391-15703-1